時間割を作って
コロナ禍を乗り切りま

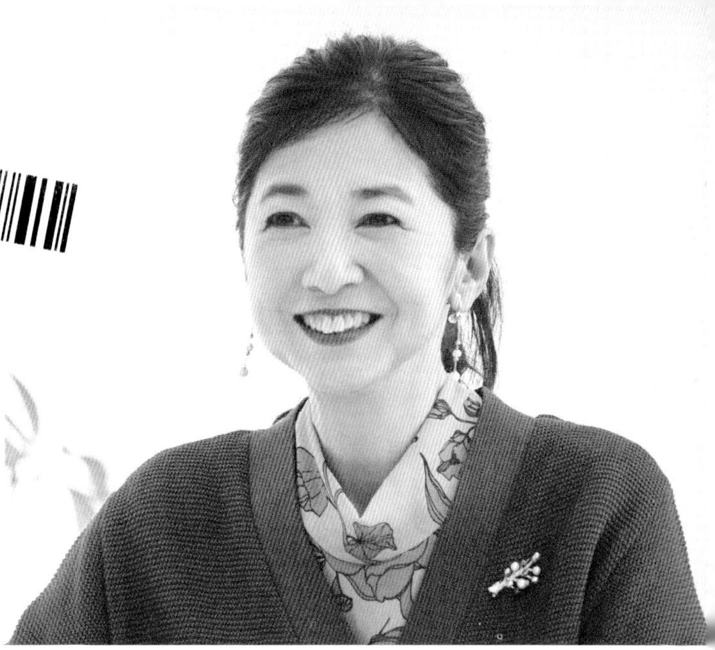

新型コロナウイルスによる影響が尾を引き、人によってはまだまだ大変な状況が続いているのではないかと思います。みなさまはいかがお過ごしですか。

私の場合、コロナ禍が始まった３年前、パッタリと仕事が止まってしまいました。何が起きているのかわからないうちに、スケジュールがぽっかりと空いてしまったんです。私の人生でも、初めての経験でした。

新型コロナウイルスが恐ろしいのはもちろんですが、この状況そのものも、ちょっと怖いな、と思いました。一人だと、何も自分を縛るものがないので、どうしてもズルズルと過ごしてしまいがちじゃないですか。どうしたらいいだろう、って。

そこで、小学生のころを思い出して、「時間割」を作ってみたんです。時間割を決めて生活を送れば、規則正しく毎日を過ごせると思って。

時間割といっても、学校の勉強みたいに、きっちりとしたものではありません。例えば、午前中は国語と家庭科、午後は社会科と体育とか、そんな感じのざっくりとしたものです。

まず国語は、読書や漢字の練習の時間にしました。私、とにかく読書が大好き。本を読まないと栄養失調になっちゃうんじゃないかっていうくらい。本のない生活は考えられないんです。

家庭科は、料理や裁縫。裁縫は、マスクを手縫いしました。マスクはコロナ禍での必需品ですものね。でも、あのころって、マスクの材料になるガーゼやゴムひもが軒並み売り切れになってしまって……材料をそろえるだけでも大変でしたね。

社会科は、歴史や世界遺産の勉強をしました。世界遺産を選んだのは、外出もままならない中、文字の上だけでも出かけた気分になりたかったから。

そして、せっかく世界遺産の勉強をするのだから、「世界遺産検定」の取得をめざすことにしたのです。

幸いにも、勉強する時間はたっぷりあったので、１日５～６時間ほど勉強した結果、世界遺産検定１級に合格することができました。やっぱり、勉強も目標があると楽しいですよね。

体育は、大学時代に使用していた赤いジャージを着てラジオ体操を行いました。私、大学時代は体操部に所属して、新体操をしていたんですよ。

そんなわけで、まあいろいろありましたが、コロナ禍の自粛生活は、自分で作った時間割に沿った生活を送ることができ、なんとか乗り切れたという感じです。

はありません

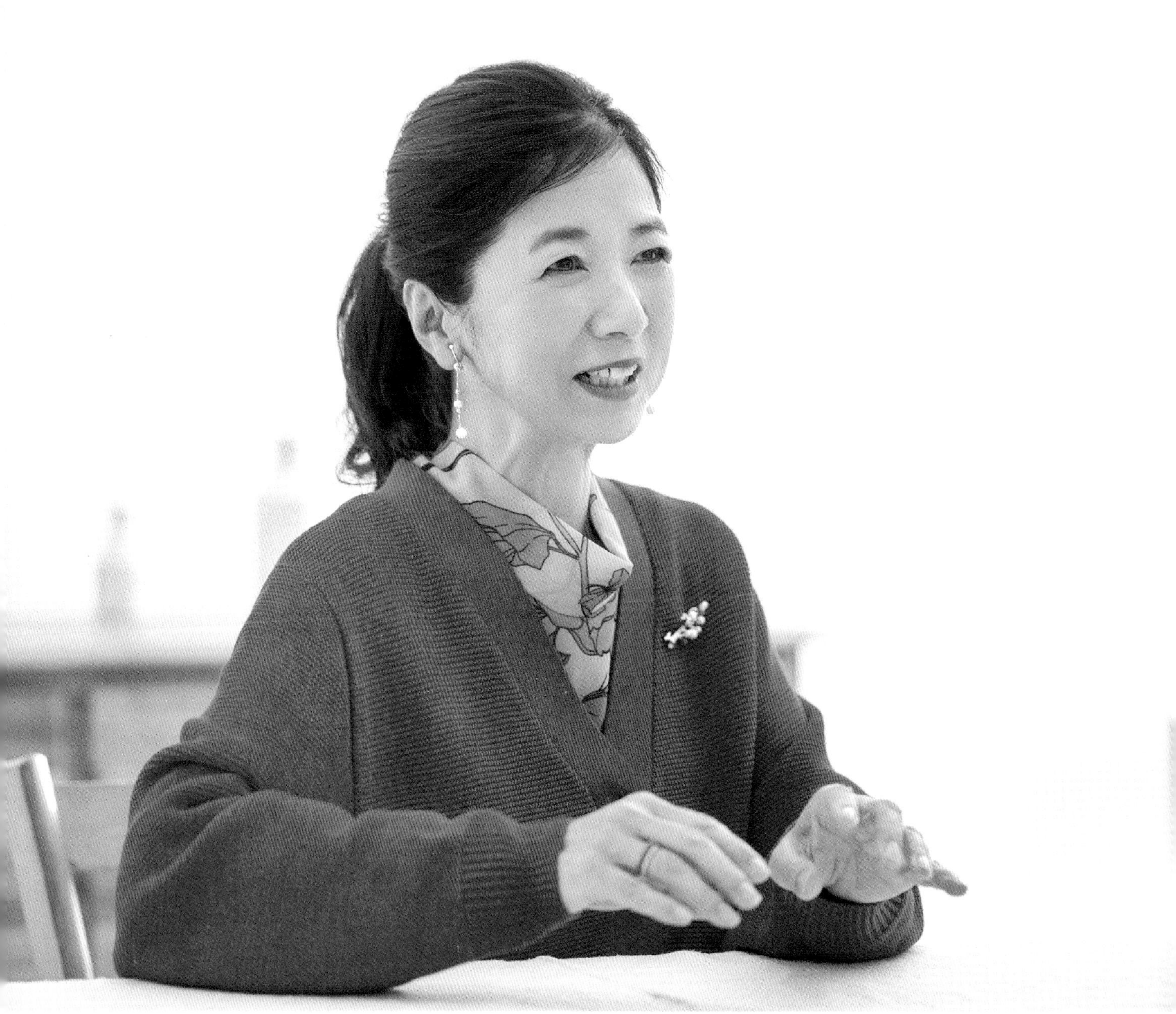

漢字や世界遺産の価値観はずっと変わらない

コロナ禍の時期って、この先どう変わるか誰にもわからないという、不安の中にありましたよね。

特に、私たちの俳優という仕事は、エッセンシャルワーカーとは違って、生活にすぐ必要なものではありません。当時は本当に、今後どうなるか心配でした。

でも、世の中がどう変わっても、私が勉強した漢字や世界遺産って、変わらないものですよね。遺跡や寺院などの世界遺産は世の中が変わっても残っていくだろうし、漢字もずっと長い間に蓄積された文化ですから、変わらずに伝わっていく。

どう変わるかわからないコロナ禍の時期だからこそ、そうした不変の価値感に触れることで、不安をぬぐうことができたのかもしれないですね。

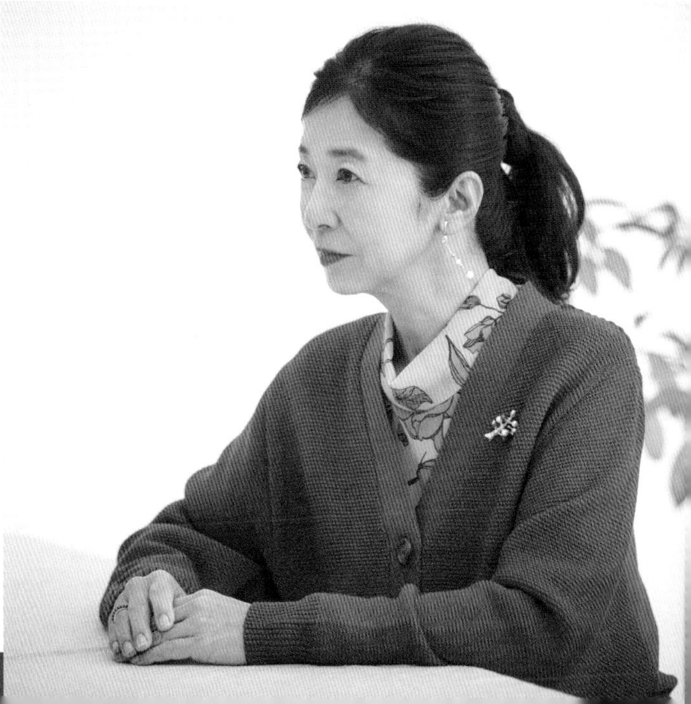

漢字脳活ひらめきパズルの実践で

物忘れや認知症を寄せつけない脳になりましょう

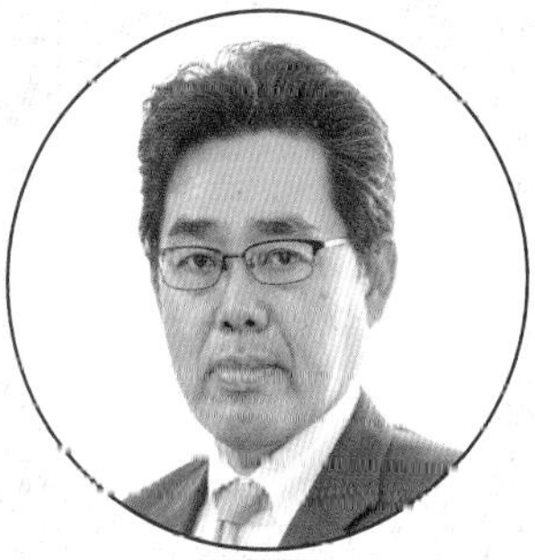

監修
東北大学教授
川島隆太（かわしまりゅうた）

川島隆太先生 プロフィール

1959年、千葉県生まれ。1985年、東北大学医学部卒業。同大学院医学研究科修了。医学博士。スウェーデン王国カロリンスカ研究所客員研究員、東北大学助手、同専任講師を経て、現在は東北大学教授として高次脳機能の解明研究を行う。脳のどの部分にどのような機能があるのかという「ブレイン・イメージング」研究の日本における第一人者。

認知症は、脳の神経細胞が壊れたり
働きが悪くなったりすることで起こり、
加齢とともにリスクが高まります。

脳は使わなければ衰えるばかりです。
逆に脳を積極的に使えば、
年齢に関係なく、衰えた機能を
取り戻すことができます。

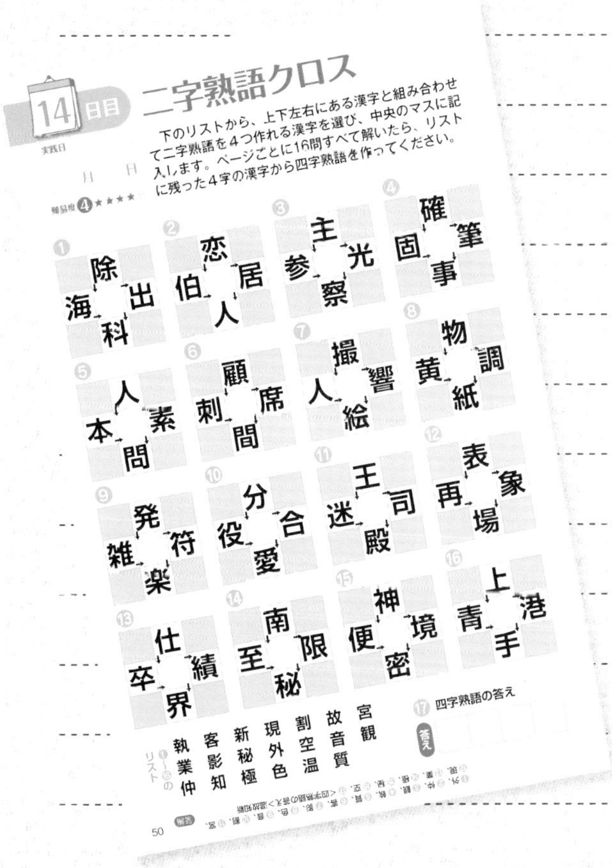

今からでも全く遅くありません。
衰えた脳の元気を取り戻しましょう。

本書の漢字パズルは
脳の血流を増やし、
活性化させることが、
科学的な試験で確かめられています。
毎日の漢字パズルの実践で、
物忘れや認知症を寄せつけない
脳に若返らせることも
十分に可能なのです。

女優
宮崎美子（みやざきよしこ）さん

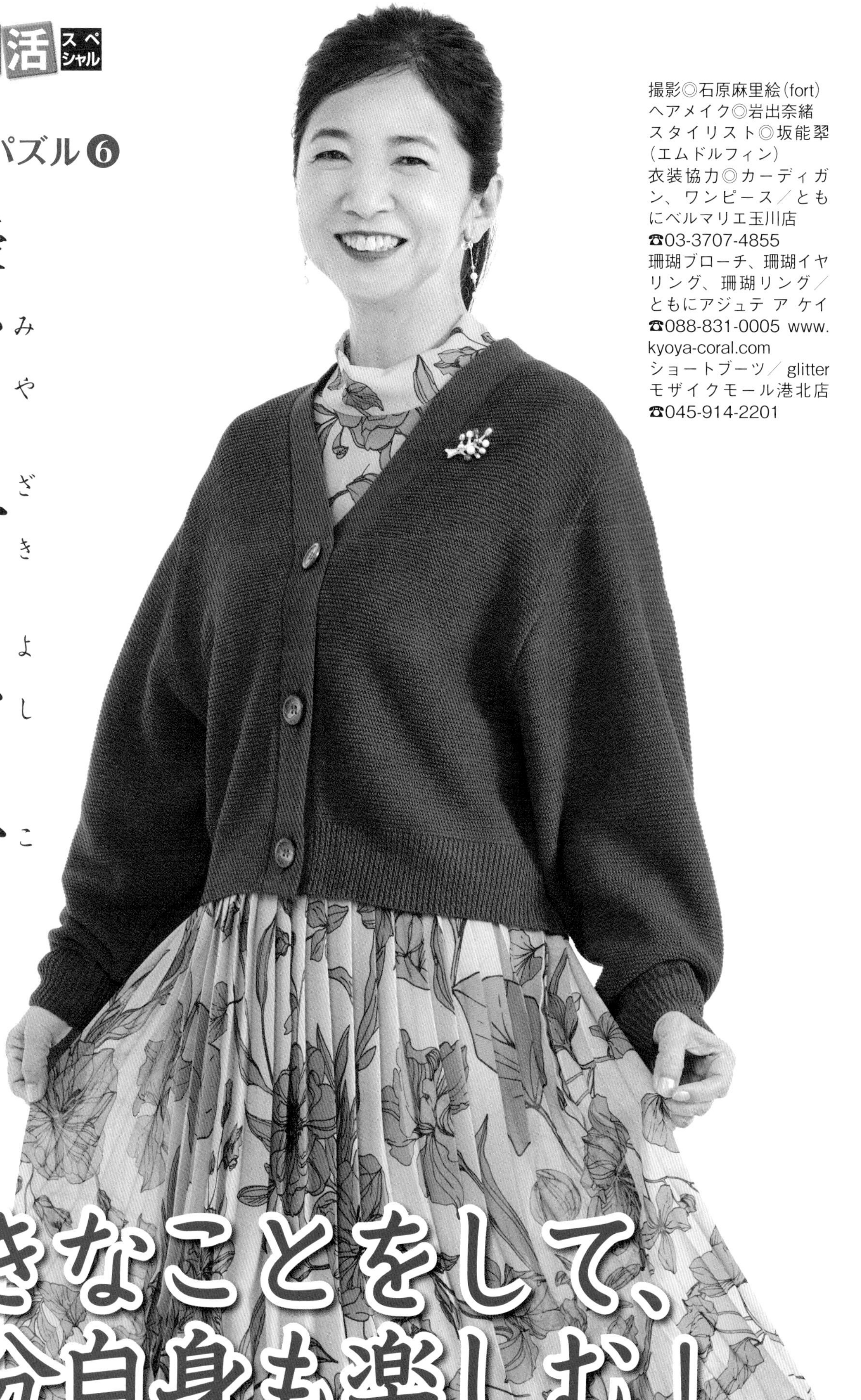

撮影◎石原麻里絵（fort）
ヘアメイク◎岩出奈緒
スタイリスト◎坂能翠（エムドルフィン）
衣装協力◎カーディガン、ワンピース／ともにベルマリエ玉川店
☎03-3707-4855
珊瑚ブローチ、珊瑚イヤリング、珊瑚リング／ともにアジュテ ア ケイ
☎088-831-0005 www.kyoya-coral.com
ショートブーツ／glitter モザイクモール港北店
☎045-914-2201

好きなことをして、自分自身も楽しむ！

物事を始めるのに「遅い」

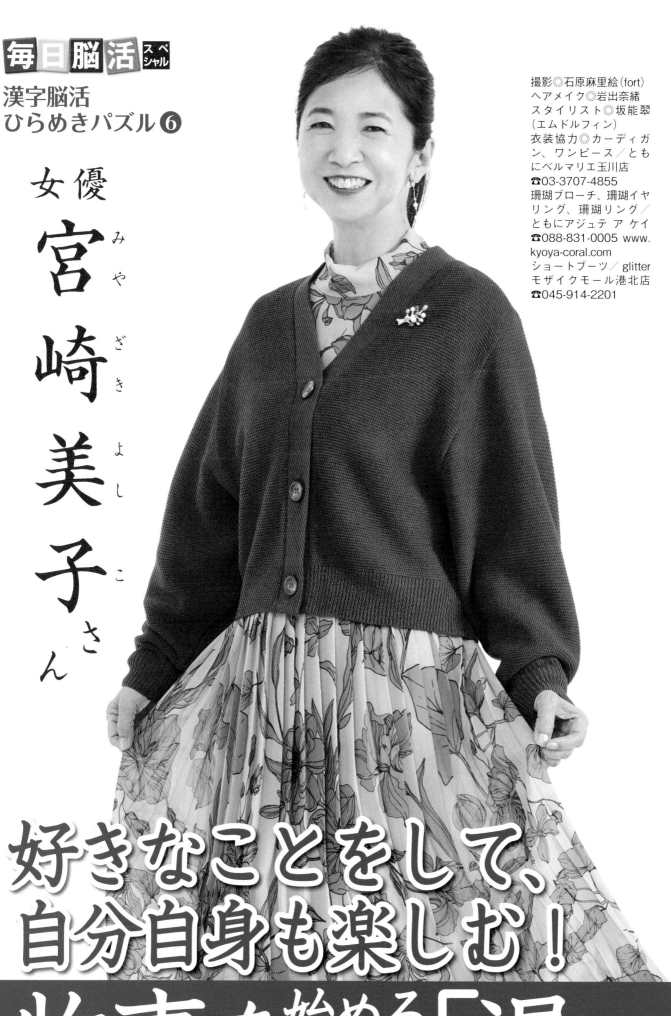

「やってみよう！」って思えば その機会が生まれると思うんです

コロナ禍では、予期せぬ出来事が続きました。つらいことも少なくありませんでしたが、逆に教えられたこともあったと思います。それは、「やりたいことを先延ばしにするべきではない」ということ。

先が見えない時代だからこそ、「いつでもできる」「いつでも会える」という考えは、後悔のもとだと思うんです。

特に、私たちの世代は年齢を重ねているため、年々、いろいろなことができなくなってきます。だからこそ、「今、やろう！」と思うんです。

私の場合、毎年、新しいことにチャレンジすることを心がけています。2020年には、デビュー40周年の記念になればと、初めてカレンダーを作りました。ちなみに、水着姿の撮影も40年ぶりでした（笑）。

同じ年の８月には、YouTubeも始めました。公式チャンネル「よしよし。【宮崎美子ちゃんねる】」を開設し、動画を配信しています。ユーチューバーになったというほどのものじゃないんですけど、コロナ禍で仕事がストップした中で、自分自身を表現できる場所を持つのもいいんじゃないかなと思って。

私のチャンネルのモットーは「好きなことをして、自分自身も楽しむ！」です。そこで、興味があってもなかなか始められなかったことに挑戦するようにしています。いくつになっても、勇気を持ってやってみたら、知らないことを知ることができるんです。

例えば、ボルダリング。人工の壁を登るスポーツですが、前から一度体験したいと思っていたので、ボルダリングのジムに通いはじめました。そのさいに、自分が壁を登る姿を撮影してもらい、動画として配信しています。

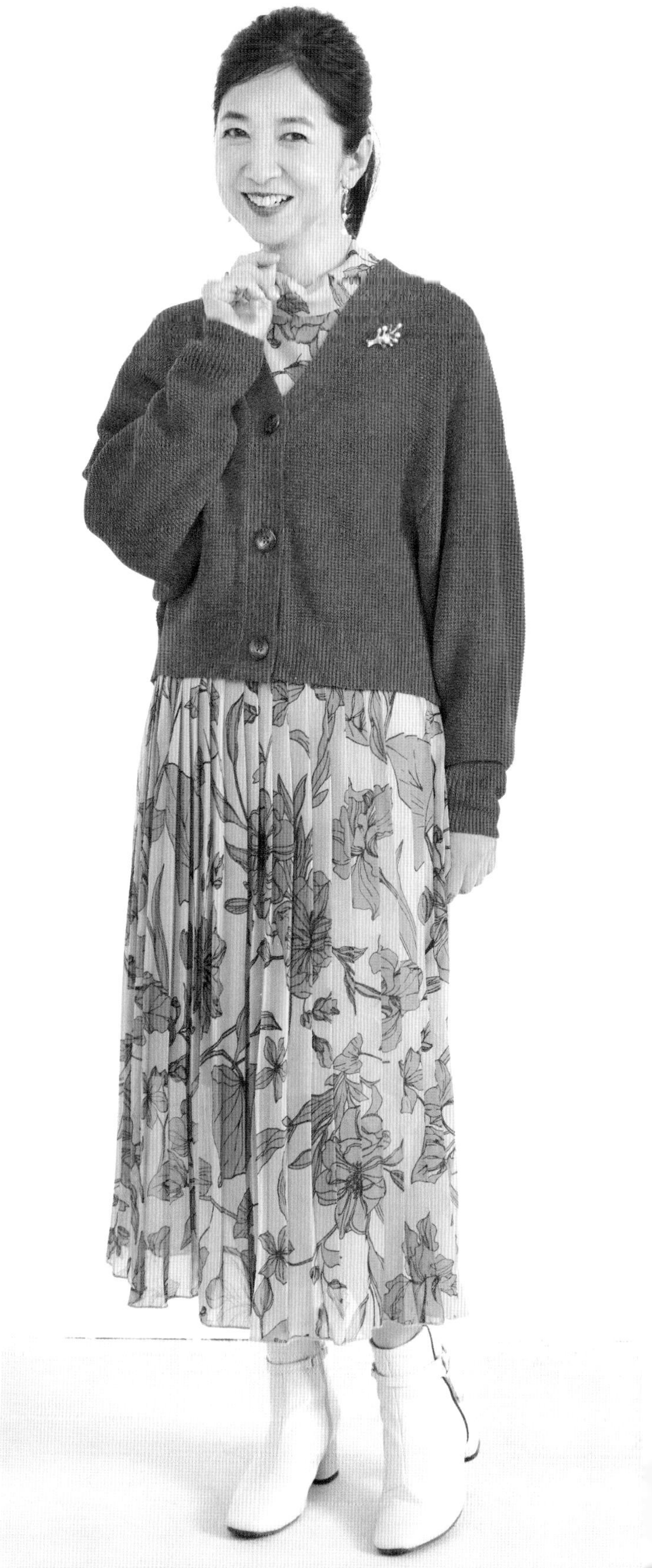

宮崎美子（みやざきよしこ）さん

Profile

1958年、熊本県生まれ。
1980年に篠山紀信氏の撮影で『週刊朝日』の表紙に掲載。同年10月にはTBSテレビ小説『元気です！』主演で本格的デビュー。
2009年には漢字検定１級を受けて見事に合格。現在では映画やドラマ、バラエティ番組と幅広く活躍している。2020年にデビュー40周年を迎えた。

ボルダリングは、基本的には人と競争するものではなく、自分のペースで進めることができます。自分の力で高い壁を登り、登ったら普段とちょっと違った景色が見られるわけです。これは、実際に自分で体験しなければわからないことです。

また、生まれて初めて野球にも挑戦しました。ここのところ、アメリカのメジャーリーグで日本人選手が活躍していますよね。そんな姿をテレビで観ていたら、どうしても体験してみたくなってしまって。実は、幼いころの体験から球技をするのがちょっと怖いという思いがあるのですが、何事も体験してみないと始まらないですよね。

野球場やバッティングセンターに行って、ラジオ体操でも使った赤いジャージを着て、キャッチボールとバッティングにチャレンジ！先生方（元プロ野球選手の方々です）にも、ほめていただけるくらいには上達したんじゃないかな、って思います。

このように、いくつになっても、いろいろな発見をして、自分の知らなかったことをちょっとでも知るって、本当に楽しいですね。物事を始めるのに「遅い」ということはないな、って改めて思います。

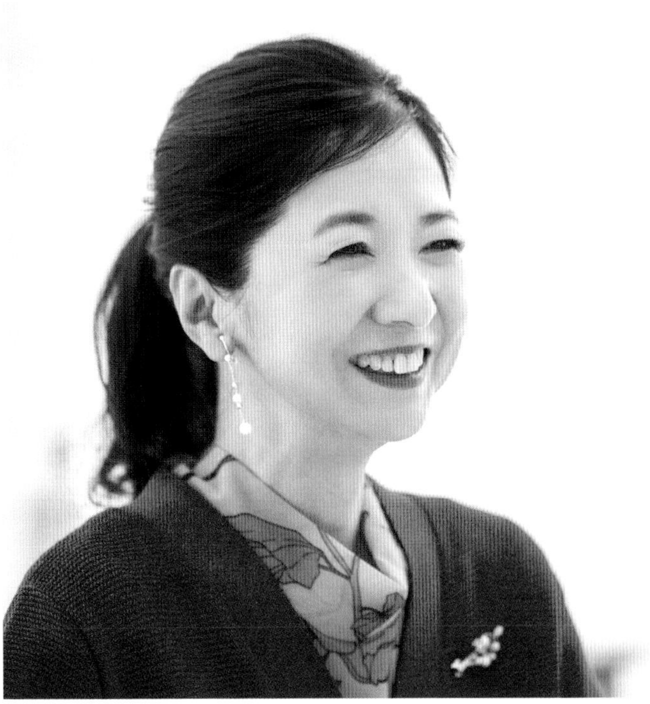

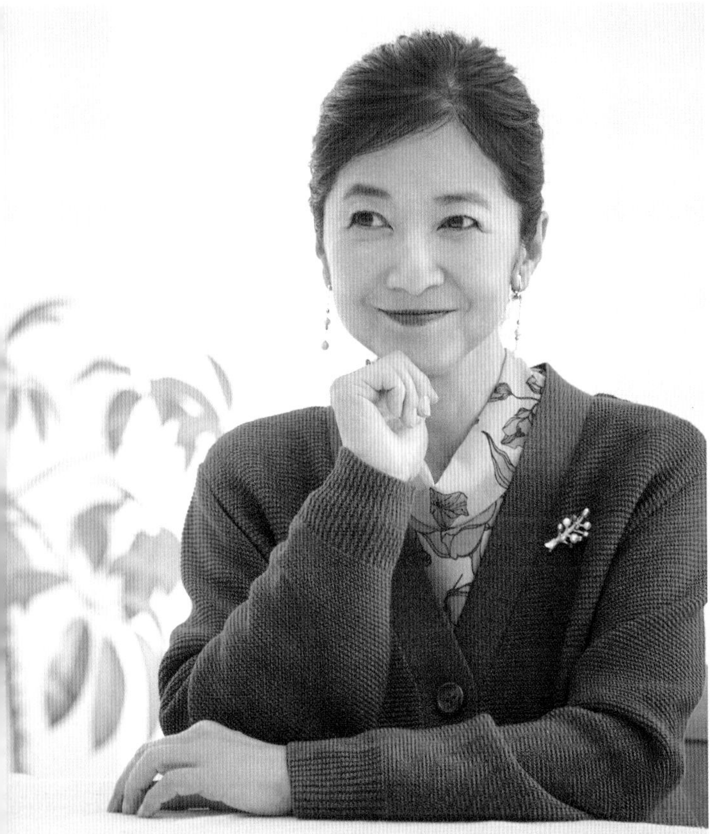

「やってみよう！」と思って、それを口に出すと、その機会がどこかで生まれるような気がするんですよね。これからも、物おじせずに新しいことにどんどん挑戦していきたいです。

年齢の影響は大きいけれど言い訳にはしたくないですよね

新しいこと、楽しいことにチャレンジすれば、新しい発見があって知識が深まり、自分の世界も広がっていきます。

ただ、私たちの世代って、脳に保存した知識が引き出しにくくなりますよね。俗にいう「物忘れ」「ど忘れ」です。

私も例外ではなく、そういうことがすごく多いんですよ。クイズ番組に出演して、問題に答えようとしても、「この問題、答えを知っているはずなんだけど、どうしても頭の中から出てこない」って、焦ってしまうことも少なくありません。

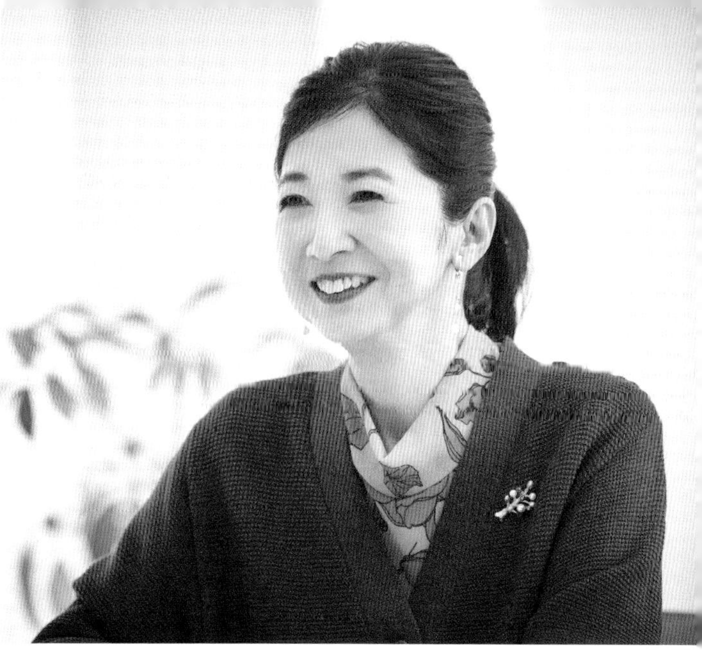

以前は、そういうのって、つらいなーと思うこともあったんですよ。やはりクイズ番組ですから、勝負とかチームの成績とかを問われて、答えられないと責任を感じて、それが重荷になって。悔しい思いもたくさんしましたし。

でも、最近では、逆にありがたいなって思うんですよ。クイズ番組に出演することって、毎回抜き打ちテストを受けているようなものじゃないですか。そうすると、脳にも刺激がもらえてよく働くようになり、思い出す力をよみがえらせるのに役立つんじゃないかな、って思います。

年齢の影響って、確かに大きいとは思います。でも、それを言い訳にはしたくないですよね。物忘れで悩まないようにするには、「一生懸命に思い出す」ことを心がけるというのが大事なんじゃないかな。一度得た知識は、絶対に頭のどこかにあるはずですもんね。

私のように、クイズ番組で抜き打ちテストを受けるのもいいでしょうが、この本のようなパズル集に楽しみながら取り組めば、刺激になって、記憶を引き出す訓練になると思います。お互いにがんばりましょう！

今月のおまけトリビア

私のふるさと熊本の難読地名クイズ

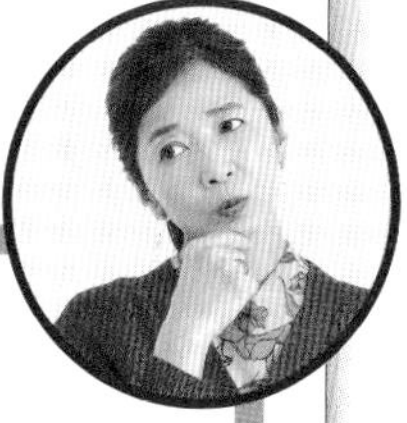

「熊本の難読地名クイズ」第２回です。

今回は熊本市内からの出題！熊本県熊本市南区「**良町**」。熊本市民にとっては身近な地名です。「りょうまち」「よいまち」などと読んでしまいそうですよね～。ぜひ考えてみてください！

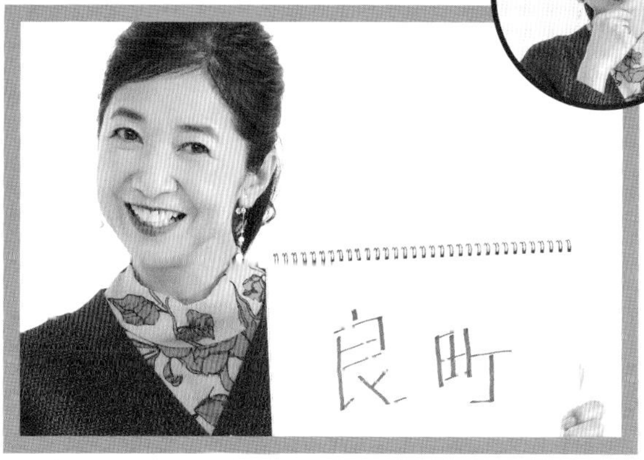

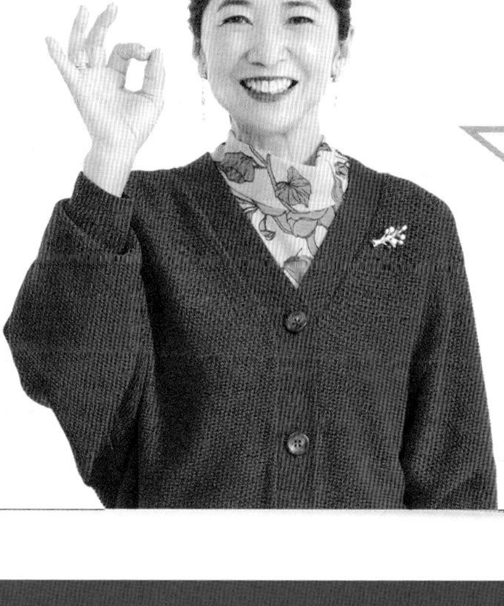

それでは正解です。「良町」と書いて「**ややまち**」と読みます。「良」を漢和辞典で引くと「やや」という読みが出てきて、「非常に」「ずいぶんと」という意味とあります。私たちの感覚では「やや＝いくらか・少し」というイメージなので、少し意外ですね。

ちなみに、「どうかすると」という意味の言い回し「ややもすれば」の「やや」は、「動」という漢字を使います。「動もすれば」って、なかなか読めませんよね～。

宮崎美子さんが出題！

漢字教養トリビアクイズ❻

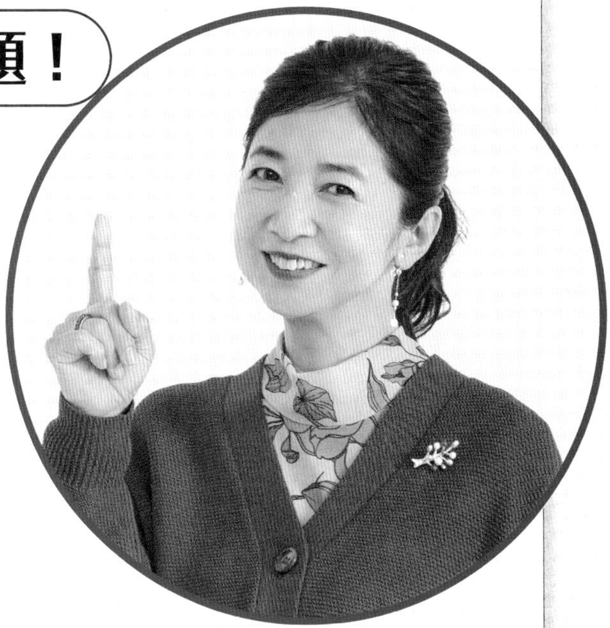

「漢字教養トリビアクイズ」第６回です。今回も、頭の鍛錬になると同時に、知識や教養も身につくドリルを考えました。楽しんでいただければうれしいです。

今回出題した問題は、ご年配の方なら、一度は見聞きしたことのあるものが多いと思うんです。インタビューでもお話しさせていただきましたが、一度得た知識は、絶対に頭の中にあります。たとえ今は忘れてしまっていることも、一生懸命に思い出そうとすることで、頭の中の引き出しから取り出すことができるようになると、私は思います。一度読んでわからなかった問題も、ぜひ、くり返し解いてみてくださいね。

宮崎美子さんが出題！漢字教養トリビアクイズ❻ 目次

1 世界の国名・漢字略称クイズ

アメリカ＝「米」、イギリス＝「英」など、国の名前を漢字１文字で表記することがあります。次の国名を表すのはどの漢字か、ヒントから選んで答えてください。

① オランダ ⇒ □

② インド ⇒ □

③ フィリピン ⇒ □

④ オーストラリア ⇒ □

⑤ イタリア ⇒ □

⑥ ロシア ⇒ □

⑦ ベトナム ⇒ □

⑧ シンガポール ⇒ □

⑨ ニュージーランド ⇒ □

⑩ エジプト⇒ □

⑪ ブラジル ⇒ □

⑫ ラオス ⇒ □

漢字１文字の国名略称は、「アメリカ＝亜【米】利加」「イギリス＝【英】吉利」など、基本的に漢字の国名から作られています。

ただし、問題⑫ラオスの漢字表記は「羅宇」になりますが、【羅】はルーマニア「羅馬尼亜」の略称でもあるため、別の漢字が使われています。よく考えてみてくださいね。

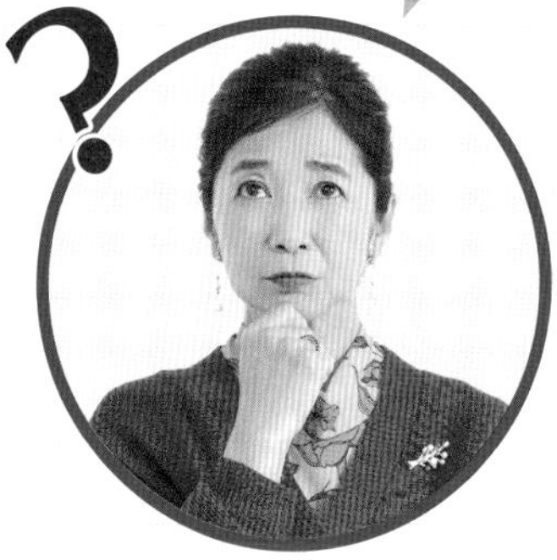

ヒント

露	豪	蘭
比	印	埃
越	老	伯
新	伊	星

2 六曜クイズ

六曜（ろくよう・りくよう）とは、暦に記される吉凶を占う暦注（注記）の１つです。「大安」「仏滅」が有名で、カレンダーで目にすることもあると思います。各問の説明に当てはまる六曜を漢字で書き、読み方とともにひらがなで答えてください。

（読み方が複数あるものは、そのうちの１つを答えられれば正解とします）

① 急ぐことは吉 ⇒ □□ 読み方 □

② 葬式などの凶事を忌む ⇒ □□ 読み方 □

③ 何事も控えめに平静を保つ日 ⇒ □□ 読み方 □

④ 万事凶 ⇒ □□ 読み方 □

⑤ 万事大吉 ⇒ □□ 読み方 □

⑥ 凶日。火の元、刃物に要注意 ⇒ □□ 読み方 □

3 節句クイズ

節句とは「季節の節目となる日」のことをいいます。現在、日本に残っている節句は５つあり、「五節句」と呼ばれます。以下の説明に当てはまる節句を□に漢字で書いてください。

① 1月7日。七草がゆを食べて1年の無病息災を祈る節句。

⇒ □□ の節句

② 3月3日。女の子の健やかな成長を祈る節句。「桃の節句」ともいう。

⇒ □□ の節句

③ 5月5日。男の子の健やかな成長を祈る節句。「菖蒲の節句」ともいう。

⇒ □□ の節句

④ 7月7日。星祭（ほしまつり）とも呼ばれ、枝に短冊を結びつけた笹や竹を立てる。

⇒ □□ の節句

⑤ 9月9日。菊酒を飲んだり、栗ご飯を食べたりして無病息災や長寿を願う。「菊の節句」ともいう。

⇒ □□ の節句

4 読めるけど書けない漢字クイズ

「なんとなく読めるけど、いざ書くのは難しい」という言葉を集めました。ヒントから漢字を選んで、各問のカタカナを漢字で書いてください。間違えないよう正確に書き取りましょう。

①ヒッパク⇒□□

②ヒョウタン⇒□□

③ソゴ⇒□□

④ジュウリン⇒□□

⑤シュンセツ⇒□□

⑥イタズラ⇒□□

⑦ズサン⇒□□

⑧ヘキエキ⇒□□

ヒント

撰	齟	杜	辟
浚	齬	逼	悪
迫	蹂	瓢	易
戯	箪	渫	躙

5 ものの数え方漢字クイズ

日本には、特定のものだけを数えるための数え言葉があります。次の漢字は、どう数えるのが正しいか、ヒントから選んで答えてください。

①ウニ⇒一□

②斧⇒一□

③煙⇒一□

④琴⇒一□

⑤数珠⇒一□

⑥荷物(包装したもの)⇒一□

⑦飛行機⇒一□

⑧ようかん⇒一□

①ウニの数え方は、以前に出演したクイズ番組で出題された問題です。早押しクイズでしたが、ほかの解答者さんに答えられてしまいました。

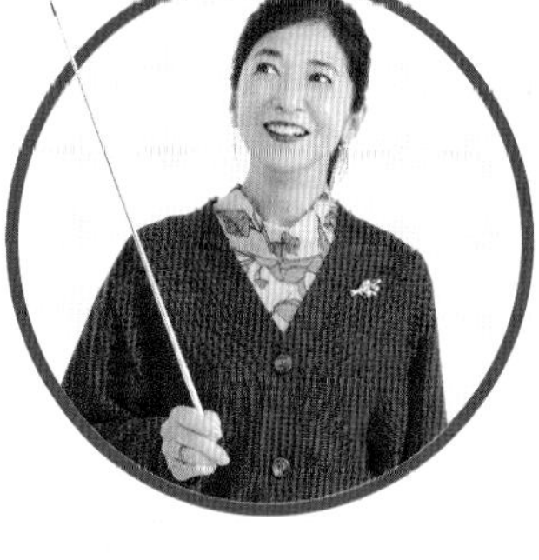

ヒント

挺	面	棹	壺
巻	筋	梱	機

6 鳥のことわざ漢字クイズ

鳥に関することわざを集めました。ヒントの中から□に当てはまる鳥の名前を入れて、①～⑧のことわざを完成させてください。

① □も鳴かずば撃たれまい

② □口となるも牛後となるなかれ

③ □が鷹を生む

④ □合の衆

⑤ □雀安んぞ鴻鵠の志を知らんや

⑥ 掃き溜めに□

⑦ 梅に□

⑧ □の真似をする□

ヒント

鳶	鵜	鶏	鶴
燕	雉	鶯	烏

7 同じ漢字を二度使う四字熟語クイズ

各問の２つの□には、それぞれ同じ漢字が入ります。ヒントから□に入る漢字を選んで四字熟語を15個完成させてください。

① □□辛苦

② □□発止

③ □存□栄

④ □十□折

⑤ □理□論

⑥ □利□欲

⑦ □身□霊

⑧ □事□忙

⑨ 有□無□

⑩ 三□九□

⑪ □撓□屈

⑫ □立□歩

⑬ 威風□□

⑭ □上架□

⑮ 相□□係

ヒント

丁	私	九	関	耶	全	屋	共
粒	堂	独	拝	空	不	多	

8 虫の名前漢字クイズ

漢字２文字で表される虫の名前を集めました。□に正しい読みをヒントから選んで書き入れてください。

そもそも、「虫」という漢字は、ヘビが地面を這う形からできたんだそうです。だから「爬虫類」って虫の字が入るんですね。

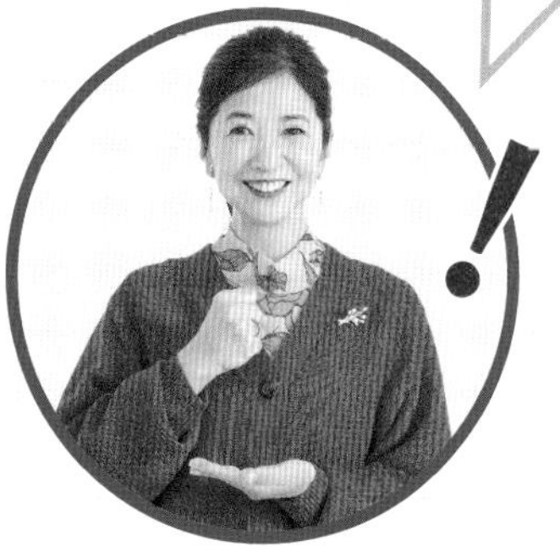

① 鳳蝶 ⇒ □

② 蜻蛉 ⇒ □

③ 蟷螂 ⇒ □

④ 椿象 ⇒ □

⑤ 螽斯 ⇒ □

⑥ 蜘蛛 ⇒ □

⑦ 百足 ⇒ □

⑧ 鍬形 ⇒ □

ヒント

ムカデ　キリギリス

トンボ　アゲハチョウ

クモ　カメムシ

カマキリ　クワガタ

9 鳥の名前漢字クイズ

今度は漢字２文字で表される鳥の名前を集めました。□に正しい読みをヒントから選んで書き入れてください。

① 家鴨 ⇒ □

② 鶺鴒 ⇒ □

③ 孔雀 ⇒ □

④ 雲雀 ⇒ □

⑤ 頬白 ⇒ □

⑥ 百舌 ⇒ □

⑦ 鸚鵡 ⇒ □

⑧ 軽鴨 ⇒ □

ヒント

カルガモ　オウム　アヒル　セキレイ

モズ　クジャク　ホオジロ　ヒバリ

10 外来語漢字クイズ

各問にある文字は、外来語を漢字で表したものです。それぞれの読み方を、ヒントの中から選んで答えてください。

① 極光 ⇒
② 加加阿 ⇒
③ 護謨 ⇒
④ 隧道 ⇒
⑤ 口風琴 ⇒
⑥ 風信子 ⇒
⑦ 燐寸 ⇒
⑧ 莫大小 ⇒

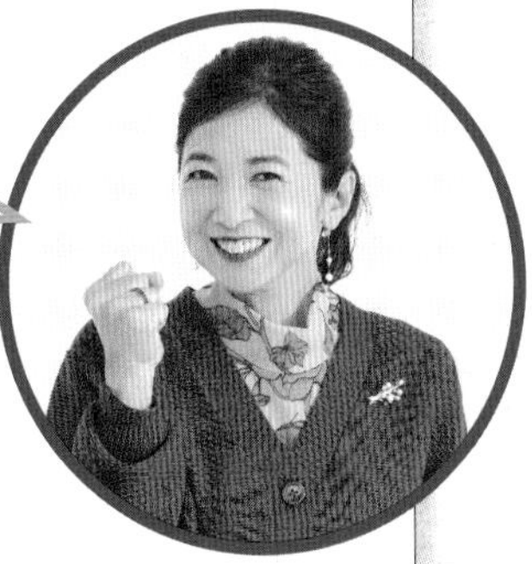
マッチやメリヤスは、昔は漢字表記もよく使われていたので、この問題は年齢を重ねた方のほうが有利ですね～。

ヒント

マッチ　ヒヤシンス
カカオ　ハーモニカ
トンネル　ゴム
メリヤス　オーロラ

11 魚の名前漢字クイズ

お寿司屋さんの湯飲みに、魚へんの漢字がギッシリ書いてあることがありますね。魚へんにヒントの文字を合わせて、各問の魚の名前を漢字で書いてください。

① クジラ ⇒
② ハタハタ ⇒
③ スズキ ⇒
④ ホッケ ⇒
⑤ カジカ ⇒
⑥ フカ ⇒
⑦ メバル ⇒
⑧ ワカサギ ⇒
⑨ ハマチ ⇒
⑩ サメ ⇒
⑪ カワハギ ⇒
⑫ キス ⇒
⑬ コノシロ ⇒
⑭ シラウオ ⇒
⑮ タチウオ ⇒

ヒント

交　京　喜　若　花　秋　冬　神
盧　養　皮　白　刀　休　反

12 なかなか読めない漢字クイズ

なかなか読めない、読み方を間違えやすい漢字を集めました。□に正しい読み仮名を書いてください。

①徐に ⇒ □□□□に

②論う ⇒ □□□□う

③恰も ⇒ □□□も

④強ち ⇒ □□□ち

⑤剰え ⇒ □□□□え

⑥聊か ⇒ □□□か

⑦与する ⇒ □□する

⑧肖る ⇒ □□□る

⑨肯く ⇒ □□□く

⑩忝い ⇒ □□□□□い

ここで出題した漢字は、パソコンやスマホで変換すれば出てきます。文章を打っているとき、こうした変換候補が出てきて驚いた経験を持つ人もいるのでは？
でも、せっかくなので、そうした機会に覚えちゃいましょう。

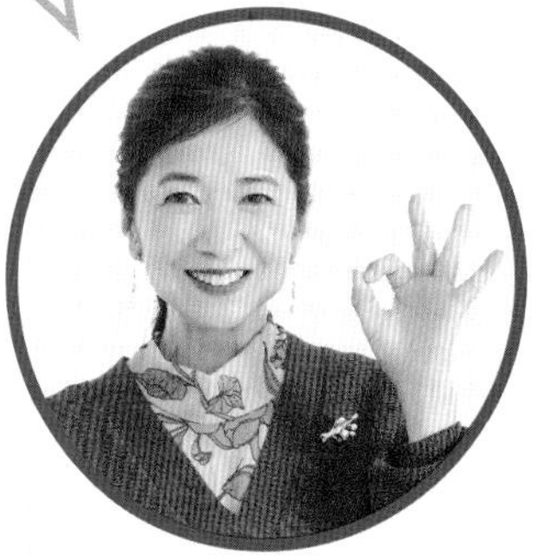

13 二字熟語完成クイズ

二字熟語の漢字を、いくつかの部品に分け、同じ大きさにして並べ替えました。例にあるように、部品を組み合わせて二字熟語を完成させてください。

【例】一＋大＋日＋青＝晴天

①日＋月＋其＋寺＝□□

②吾＋口＋言＋玉＝□□

③周＋木＋且＋言＝□□

④月＋方＋旨＋月＝□□

⑤斗＋王＋米＋里＝□□

⑥令＋木＋頁＋黄＝□□

⑦口＋竹＋口＋合＝□□

⑧木＋口＋口＋口＋各＝□□

漢字教養トリビアクイズ❻ 解答

❶ 世界の国名・漢字略称クイズ

①蘭、②印、③比、④豪、⑤伊、⑥露、⑦越、⑧星、⑨新、⑩埃、⑪伯、⑫老

❷ 六曜クイズ

①先勝（せんしょう・せんかち・さきかち）、②友引（ともびき）、
③先負（せんぷ・せんぶ・せんまけ・さきまけ）、④仏滅（ぶつめつ）、
⑤大安（たいあん・だいあん）、⑥赤口（しゃっく・じゃっく・しゃっこう・じゃっこう・せきぐち）

❸ 節句クイズ

①人日（じんじつ）の節句、②上巳（じょうし）の節句、③端午（たんご）の節句、④七夕（しちせき）の節句、⑤重陽（ちょうよう）の節句

❹ 読めるけど書けない漢字クイズ

①**逼迫**、②**瓢箪**、③**齟齬**、④**蹂躙**、⑤**浚渫**、⑥**悪戯**、⑦**杜撰**、
⑧**辟易**

❺ ものの数え方漢字クイズ

①ウニ⇒一壺、②斧⇒一挺、③煙⇒一筋、④琴⇒一面、⑤数珠⇒一巻（ひとまき）、
⑥荷物（包装したもの）⇒一梱（ひとこり）、⑦飛行機⇒一機、⑧ようかん⇒一棹

❻ 鳥のことわざ漢字クイズ

①**雉（きじ）も鳴かずば撃たれまい**　意味：余計なことをいったばかりに、自ら災いを招くこと

②**鶏口（けいこう）となるも牛後となるなかれ**　意味：大きな集団の末端になるより、小さな集団であっても長になるほうがよい

③**鳶（とび）が鷹（たか）を生む**　意味：平凡な親が優れた子を生むこと

④**烏合（うごう）の衆**　意味：規律も統制もなく、ただ寄り集まっているだけの集団

⑤**燕雀（えんじゃく）安（いずく）んぞ鴻鵠（こうこく）の志を知らんや**　意味：小人物は大人物の大きな志を悟ることができない

⑥**掃き溜めに鶴**　意味：貧弱な場所に、きわ立って優れたものがあること

⑦**梅に鶯（うぐいす）**　意味：絵になるよい取り合わせ

⑧**鵜（う）の真似をする烏（からす）**　意味：自分の腕前をわきまえずに、人の真似をすると失敗するということ

❼ 同じ漢字を二度使う四字熟語クイズ

①粒粒辛苦、②丁丁発止、③共存共栄、④九十九折、⑤空理空論、⑥私利私欲、⑦全身全霊、⑧多事多忙、⑨有耶無耶、⑩三拝九拝、⑪不撓不屈、⑫独立独歩、⑬威風堂堂、⑭屋上架屋、⑮相関関係

❽ 虫の名前漢字クイズ

①アゲハチョウ（揚羽蝶とも書く）、②トンボ、③カマキリ、④カメムシ、⑤キリギリス、⑥クモ、⑦ムカデ、⑧クワガタ

❾ 鳥の名前漢字クイズ

①アヒル、②セキレイ、③クジャク、④ヒバリ、⑤ホオジロ、⑥モズ、⑦オウム、⑧カルガモ

❿ 外来語漢字クイズ

①オーロラ、②カカオ、③ゴム、④トンネル、⑤ハーモニカ、⑥ヒヤシンス、⑦マッチ、⑧メリヤス

⓫ 魚の名前漢字クイズ

①鯨、②魳、③鱸、④𩸽、⑤鰍、⑥鱶、⑦鮴、⑧鰙、⑨魬、⑩鮫、⑪鮍、⑫鱚、⑬鮗、⑭鮊、⑮魛

⓬ なかなか読めない漢字クイズ

①おもむろに、②あげつらう、③あたかも、④あながち、⑤あまつさえ、⑥いささか、⑦くみする、⑧あやかる、⑨うなずく、⑩かたじけない

⓭ 二字熟語完成クイズ

①時期、②国語、③調査、④脂肪、⑤料理、⑥横領、⑦回答、⑧品格

お疲れ様でした。漢字教養トリビアクイズも早いもので第6回を迎えました。みなさんの漢字の世界が広がることに、少しは貢献できているかな？

問題で、知らなかった漢字や熟語があったら、ぜひご自身で調べてみてください。今はスマートフォンという便利なものがあるので、疑問に思ったことはその場ですぐ調べられて便利ですよね。私もそうしています。

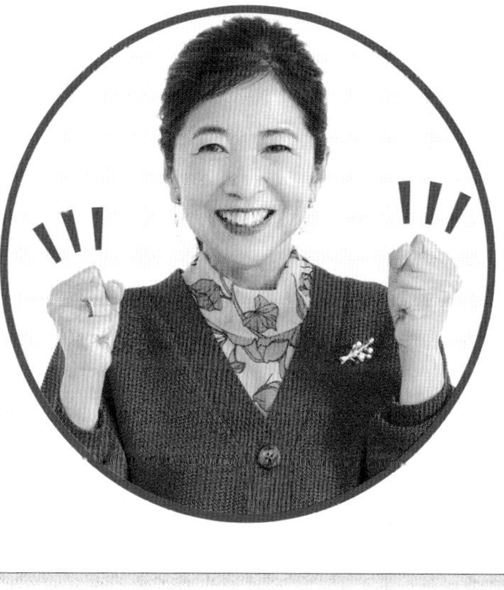

本書のドリルの実践で脳の司令塔
「前頭前野」が活性化し認知機能の向上に役立つと試験で確認されました

東北大学教授　川島隆太

認知機能をつかさどる脳の前頭前野

脳の認知機能をつかさどっているのは、額のすぐ後ろにある前頭葉の「前頭前野」と呼ばれている領域です。

認知機能とは、思考や判断、記憶、意欲、計算、想像など、人間が人間らしく生きるために必要な脳の高度な活動のこと。こうした活動をつかさどる前頭前野は「脳の司令塔」といえる存在です。

しかし、20代以降、前頭前野の働きは低下し、記憶力や理解力、考える力がしだいに弱まっていきます。物忘れやうっかりミスが増え、自己嫌悪に陥ることもあるでしょう。

感情面では、些細なことでイライラしたり、不安を感じやすくなったりします。本来なら我慢できるはずのもどかしさや怒りといった負の感情を抑えることができず、暴言を放つなどして、人間関係のトラブルを起こすこともあります。

前頭前野は加齢とともに衰えますが、脳のトレーニングによって、その働きは活性化します。物忘れやうっかりミスが減り、感情面のコントロールもうまくできるようになります。

それだけでなく、認知症を防ぐうえでも、前頭前野の活性化は必要不可欠なのです。

ドリルの実践が認知症の予防に役立つ

認知症は、さまざまな原因によって、脳の神経細胞が壊れたり、働きが悪くなったりすることで起こります。多くは物忘れから始まり、症状が進行するにつれ、理解力や判断力も失われ、日常生活に支障が出てきます。

日本人に最も多いのが、脳神経が変性して脳の一部が萎縮していく「アルツハイマー型認知症」です。実に認知症の半数以上を占めています。次いで多いのが、脳梗塞や脳出血

●認知症の主な原因疾患

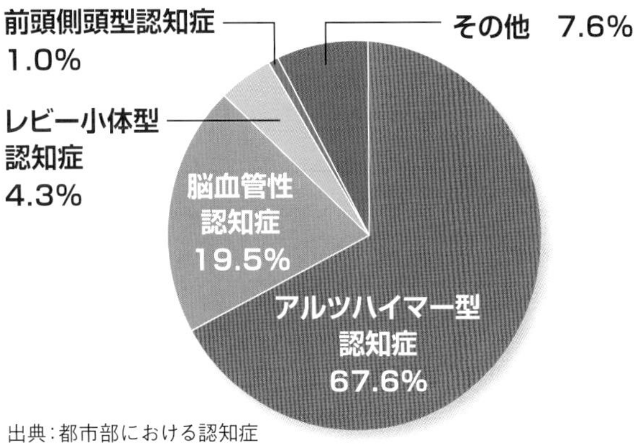

出典：都市部における認知症有病率と認知症の生活機能障害への対応（2013年5月）

●認知症患者の年代別割合

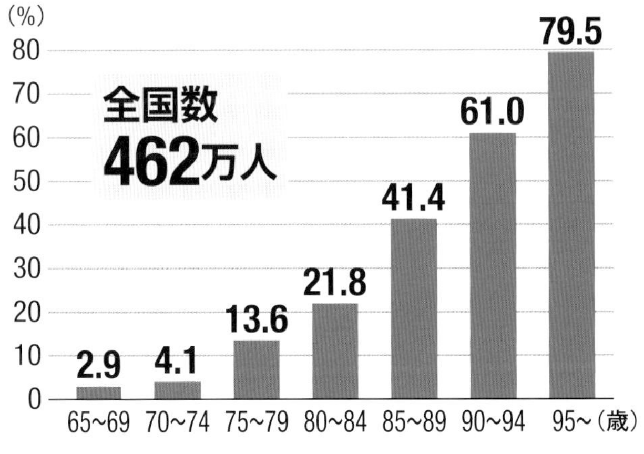

出典：厚生労働省研究班推計（2013年）

●トポグラフィ画像（脳血流測定）

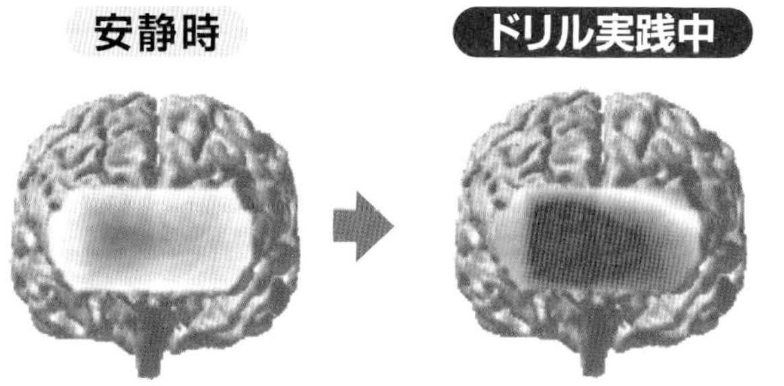

ドリルを実践する前の前頭前野の血流

赤い部分は脳の血流を表している。ドリルの試験中に血流が向上した

●ドリル種類別の脳活動

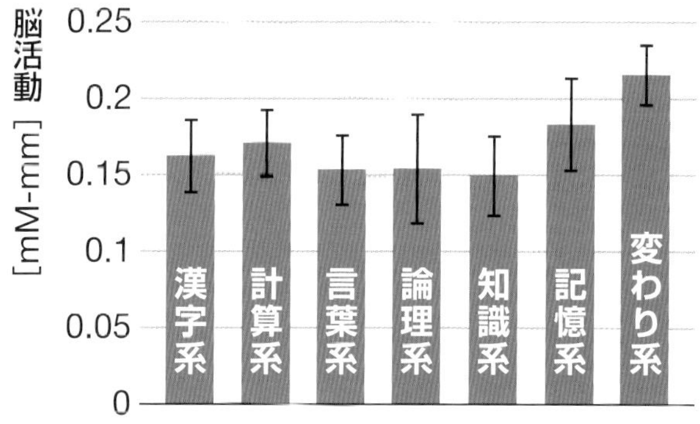

出典：系統別の有意差「脳血流量を活用した脳トレドリルの評価」より

などの原因で起こる「脳血管性認知症」。そのほか、特殊なたんぱく質が脳の神経細胞に蓄積することで起こる「レビー小体型認知症」などがあります。

認知症の根本的な治療法は確立されていませんが、最近の研究によって、数字や文字を使った簡単な問題を解くことで前頭前野が活性化し、認知症の症状を改善したり、予防できたりすることが明らかになってきました。

加齢による物忘れをはじめ、認知症を防ぐには、前頭前野を活性化させることが、大きな意味を持っているのです。

最先端の機器で前頭前野の活性化を確認

前頭前野の活性度は､「NIRS（ニルス）」（近赤外分光分析法）という方法で調べることができます。NIRSは太陽光にも含まれる光を利用して前頭前野の血流を測定できる、安全性が高い最先端の機器です。

前頭前野の血流が増えていれば、活性化していることを意味します。逆に血流に変化がなかったり、落ちたりしていれば、活性化していないと判定できます。

本書のドリルは、脳の前頭前野の働きを活性化させることが、NIRSによる試験で確かめられています。

試験の参加者は、60～70代の男女40人。全員、脳出血や脳梗塞など脳の病気の既往歴はなく、脳は健康そのものでした。

試験に使ったのは「漢字」「計算」「言葉」「論理」「知識」「記憶」「変わり系」の７つのジャンル、合計33種類のドリルです。どのドリルもクイズ感覚で楽しく解けるものばかりです。

試験では、全33種類のドリルを全員で分担し、１人当たり15種類の問題を解いてもらいました。その結果、すべてのドリルが、安静時と比較して、参加者のみなさんの前頭前野の血流を促したことが判明。そのうち27種類のドリルは、顕著に血流を増加させる効果が確認できました。

本書には、試験で検証したものと同種のドリルの中から、漢字系のパズル問題を厳選して収録しています。

実際に取り組むさいに意識してほしいのは、間違いをあまり気にせずに、できるだけ速く解くこと。正解にこだわり、じっくり考えるよりも、間違いを気にせずにできるだけ速く解いていくほうが、前頭前野が活性化するからです。

30日間、毎日異なるパズルを実践でき、飽きずに取り組めることで、認知機能の向上が大いに期待できます。また、制限時間内に解こうとすることで､脳にプレッシャーを与え、働きをよくする効果もあります。

脳を毎日トレーニングすれば
一度忘れた記憶も引き出しやすくなり物忘れが減り記憶力も向上します

忘れたと思っても脳に記憶が残っている

人間の脳のほぼすべての機能は20歳ごろをピークにして、それ以降、誰でも年齢を重ねるにつれて、徐々に低下していきます。

脳の衰えを最も感じるのは、記憶力の低下ではないでしょうか。どこに物を置いたのか、今何をやろうとしていたのかを忘れてしまったり、人の名前を思い出せなくなったりします。

こうした「物忘れ」は病気ではなく、脳の衰えによるものです。

人間の脳は、非常に多くのことを記憶する能力を持っています。しかし、加齢とともに人の名前や物の名称など、一度覚えたはずの記憶が思い出せなくなってきます。

その一方、何かのきっかけで忘れていたことを思い出したり、ずっと前の記憶がふとよみがえったりします。

脳が活性化するしくみ

文字や数字の問題を素早く解く

▼

脳の血流が高まり、
脳の司令塔（前頭前野）が
活性化

▼

しっかり働く脳になり、
物忘れやうっかりミスも減る！

このような現象が起こるのは、忘れたと思ったことでも、脳には記憶が残っているからだと考えられています。忘れてしまった記憶でも、脳から完全に消去されたわけではありません。脳の中にある記憶の倉庫は膨大です。倉庫の中から、その記憶を引き出せなくなっているだけなのです。

神経細胞への刺激で記憶がよみがえる

人間の脳には、1000億個以上もの神経細胞があります。この神経細胞を刺激することによって、一度忘れてしまった記憶でもよみがえらせることが可能だといわれています。これは、衰えた脳でも復活することを意味します。

人間の脳は大きく「大脳」「小脳」「脳幹」に分けられます（右㌻上の図を参照）。

脳全体の約80％を占める大脳は、体全体から送られる情報を処理し、指令を出す、いわば「総司令室」のような働きをしています。人間が物事を考えたり、言葉を話したり、感情を持ったりすることができるのは、大脳が発達しているからにほかなりません。

大脳の表面は、大脳皮質で覆われています。大脳皮質には多くの神経細胞が集まっており、その内側には神経細胞どうしをつなぐ神経線維が無数に張りめぐらされ、神経ネットワークが形成されています。

その神経ネットワークを使って、記憶や知覚、学習、運動など、脳の高い機能が維持されているのです。

大脳の「しわ」とは

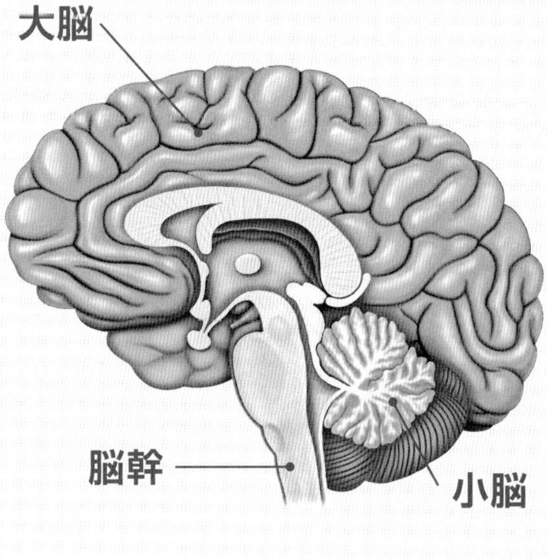

人間の脳は「大脳」「小脳」「脳幹」に分けられ、大脳が脳全体の80%を占めている。大脳の表面は「大脳皮質」で覆われており、左図のように「しわ」すなわち凹凸が存在している。人間の大脳皮質の総面積は約2200㎠で、その3分の2は溝の中に隠れ、神経細胞が含まれている。

大脳皮質の「しわ」の数は生まれたときから変化はないが、脳をどんどん使うと、しわが深くなることが研究で明らかになっている。「しわが深くなる」＝「脳の表面積が増える」を意味し、意識的に脳を使うことで活性化され、記憶力や認知力のアップにつながる。

脳をどんどん使うと「しわ」が深くなる

大脳皮質の表面には「しわ」があります。そのしわを伸ばすと、およそ新聞紙１枚を広げた大きさになるといわれています。

大脳皮質のしわは人間だけでなく、チンパンジーやイルカなど、大脳が発達した動物に見られる特徴です。同じ哺乳（ほにゅう）動物でも、イヌやネコ、ネズミの大脳皮質のしわは、人間と比べて多くはありません。

人間と動物のしわの数を比較してもわかるように、しわの多さと脳の機能は深く関係しています。しわによって、脳は複雑な働きをしたり、多くの情報を蓄えたりすることができるのです。

では、しわの数が多ければ脳の働きが優れていることになるのでしょうか。

よく、頭のいい人は脳のしわが多いとか、勉強するとしわが増えるなどともいわれていますが、それは誤解です。意外かもしれませんが、脳のしわの数は誰でもほとんど同じ。生まれたときから数が増減することはありません。

ところが、数こそ変わりませんが、脳をどんどん使うと、しわが深くなることが近年の研究でわかっています。

しわが深くなるというのは、脳の表面積が増えることを意味し、そのぶん脳がよく働くと考えられています。

しわを深くするには、脳を意識的に使うことが必要不可欠。そのために役立つのが本書に代表される脳トレのドリルです。ドリルの問題を毎日継続して行い、とにかく速く解くことを心がけましょう。

じっくり考えて解くよりも、わからなくても、より速く解答することで脳の働きは活性化します。

脳は体の一部であり、体力や筋力と同じようなものです。鍛えなければ衰えますが、鍛えれば衰えを防げるだけでなく、今よりも脳の機能を高めることができます。

しかも、脳は何歳からでも鍛えることができます。もちろん、早いに越したことはありませんが、遅すぎるということもないのです。毎日、漢字パズルで脳を鍛えれば物忘れが減り、一度忘れた記憶でも引き出しやすくなるはずです。

毎日脳活 スペシャル 漢字脳活ひらめきパズルの効果を高めるポイント

ポイント1 毎日続けることが大切

「継続は力なり」という言葉がありますが、ドリルは毎日実践することで、脳が活性化していきます。2～3日に1度など、たまにやる程度では効果は現れません。また、続けていても途中でやめると、せっかく若返った脳がもとに戻ってしまいます。毎日の日課として、習慣化するのが、脳を元気にするコツだと心得てください。

ポイント2 1日2ページ、朝食後の午前中に

1日のうちで脳が最も働くのが午前中です。できるかぎり、午前中に取り組みましょう。一度に多くのドリルをやる必要はなく、1日2㌻でOK。短い時間で集中して全力を出し切ることで、脳の機能は向上していくのです。また、空腹の状態では、脳はエネルギー不足。朝ご飯をしっかり食べてから行いましょう。

ポイント3 できるかぎり静かな環境で

静かな環境で取り組むことがポイントです。集中しやすく、脳の働きもよくなります。テレビを見ながらや、ラジオや音楽を聴きながらやっても、集中できずに脳を鍛えられないことがわかっています。周囲が騒がしくて気が散る場合は、耳栓を使うといいでしょう。

ポイント4 制限時間を設けるなど目標を決めて取り組む

目標を決めると、やる気が出てきます。本書では、年代別に制限時間を設けていますが、それより少し短いタイムを目標にするのもいいでしょう。解く速度を落とさずに、正解率を高めていくのもおすすめです。1ヵ月間連続して実践するのも、立派な目標です。目標を達成したら、自分にご褒美をあげると、さらに意欲も出てきます。

ポイント5 家族や友人といっしょに実践する

家族や友人といっしょに取り組むのもおすすめです。競争するなどゲーム感覚で実践すると、さらに楽しくなるはずです。何よりも、「脳を鍛える」という同じ目的を持つ仲間と実践することは、とてもやりがいがあります。脳ドリルの後、お茶でも飲みながらコミュニケーションを取ることも、脳の若返りに役立つはずです。

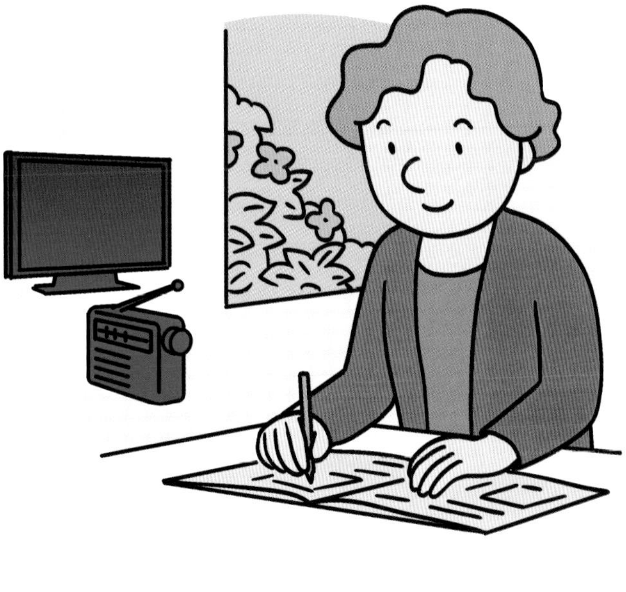

とにかく楽しい厳選問題！

大人気脳トレ「漢字パズル」15

記憶力・認知力アップ

問題を手がかりに一時的に覚える「短期記憶」と子供のころに習った漢字など「思い出す力」を鍛えます。

- 2・17日目 体の部位当てドリル
- 5・20日目 漢字ピックアップ
- 9・24日目 穴うめ漢数字
- 13・28日目 言葉かくれんぼ

漢字ピックアップ

①4文字

故	川	新
登	湯	知
花	温	鬼

答え

②4文字

等	一	生
宅	田	配
托	須	蓮

答え

③4文字

炎	丈	動
雲	気	消
万	月	大

答え

④4文字

西	原	部
飯	勝	隆
盛	水	郷

答え

⑤4文字

具	定	視
転	岩	笛
見	庭	倉

答え

⑥4文字

陰	竹	田
影	度	松
吉	島	植

答え

注意力・集中力アップ

指示どおりの文字を探したり、浮かび上がった図形から文字を読み取ったりするなど、注意力・集中力が磨かれます。

- 3・18日目 ことわざ間違い探し
- 4・19日目 三字熟語クイズ
- 7・22日目 熟語神経衰弱
- 12・27日目 数字つなぎ三字熟語

熟語神経衰弱

答え　組

仕	様	頭	白	刊
本	好	角	鳥	行
当	奇	能	手	中
当	確	力	観	光
入	荷	不	満	歩
温	厚	主	使	合
後	台	柱	用	乳
期	風	磁	石	化

答え　組

貴	重	祝	道	意	絶	好
水	中	勝	場	見	火	教
冷	精	巧	説	明	中	訓
感	吉	日	霊	維	蜜	月
夕	立	絶	感	新	縮	小
同	情	交	家	中	侵	害
宛	心	外	違	憲	基	暗
名	成	功	威	信	調	雲

直感力アップ

知識や経験を総動員して、素早く決断を下したり行動に移したりする力が身につきます。

- 1・16日目 四字熟語ブロック
- 6・21日目 漢字ジグソー
- 10・25日目 漢字結び四字熟語
- 15・30日目 漢字ジグザグクロス

漢字ジグソー

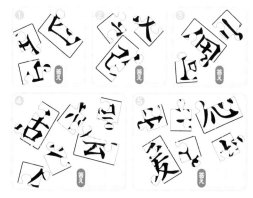

思考力・想起力アップ

論理的に考える問題や推理しながら答えを導く問題で、考える力を磨き、頭の回転力アップが期待できます。

- 8・23日目 チラリ四字熟語
- 11・26日目 漢字熟語しりとり
- 14・29日目 二字熟語クロス

チラリ四字熟語

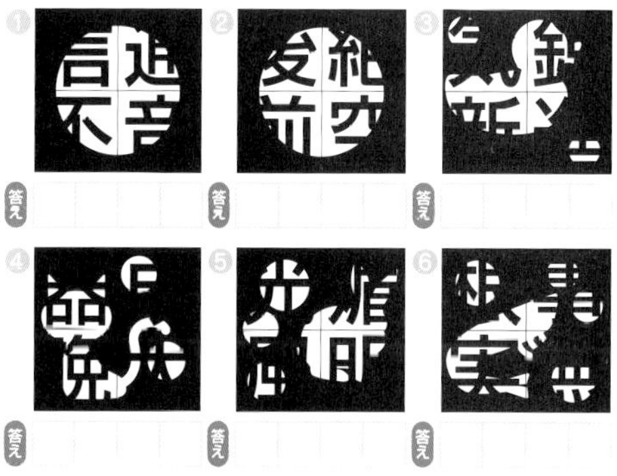

1日目 四字熟語ブロック

実践日

月　日

難易度③★★★☆☆

各問に６個の四字熟語を構成する24個の漢字がブロックごとに隠れています。それぞれの四字熟語ごとに線で囲み、隠れている６個の四字熟語を解答欄にすべて書き出してください。

❶

三	人	二	一	機	心
得	脚	百	転	髪	危
満	中	百	一	機	春
面	意	発	日	和	小

①
②
③
④
⑤
⑥

❷

燥	無	即	代	金	黄
自	味	発	一	再	時
自	乾	触	一	三	四
在	由	両	挙	得	再

①
②
③
④
⑤
⑥

脳活ポイント

直感力や注意力が向上！

縦４マス×横６マス に並んだ漢字の中から四字熟語を探し出すことで、直感力や注意力が著しく向上します。また、語彙力や想起力を鍛える効果も大いに期待できます。

目標時間

50代まで	60代	70代以上
15分	20分	30分

正答数 ／24問

かかった時間 分

③

貫	尾	能	知	全	全
差	一	首	空	理	空
別	万	一	心	馬	論
千	体	同	食	牛	飲

①
②
③
④
⑤
⑥

④

快	大	棒	小	針	以
純	単	明	足	心	伝
吉	日	自	自	給	心
大	安	一	断	刀	両

①
②
③
④
⑤
⑥

※解答は84ページをご覧ください

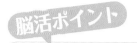

2日目 体の部位当てドリル

実践日

月　日

難易度3 ★★★☆☆

❶～㉘の文の中には空欄が１ヵ所あり、そこには体の部位に当たる漢字が１文字入ります。下にあるヒントの漢字のどれか１つを用いて、文を成立させてください。リストの漢字はそれぞれ１度しか使いません。

❶～⓮のリスト

尻（しり）	足	耳	手	骨	腕	頭
鼻	首	腹	肩	舌	目	口

❶信頼していた彼が裏切るなんて、寝□に水だ。

❷ずっと練習してきたので、明日の試合は□が鳴る。

❸彼は、自身と関係がなくても□をつっこんでくる。

❹相手によっていうことを変える二枚□を使う人。

❺彼女を悪者にして、彼は□をぬぐって知らん顔してる。

❻夫の浪費が□に余るほどで、しっかり注意しなければ。

❼１位のチームに勝って、□っ柱をへし折ってやろう。

❽背に□は代えられず、大切な絵を売ってしまった。

❾あいさつもできない部下には□を焼いている。

❿財布を落とし、□が棒になるくらい探しまわった。

⓫後輩の失敗の□をぬぐうのは、先輩としての責任だ。

⓬ミスばかりした私は、□身の狭い思いをしている。

⓭できないので、外に出て□を冷やしてから挑戦しよう。

⓮この案がうまく通るように、ずいぶんと□を折った。

解答 ❶耳、❷腕、❸首、❹舌、❺口、❻目、❼鼻、❽腹、❾手、❿足、⓫尻、⓬肩、⓭頭、⓮骨

脳活ポイント

記憶力がたくましくなる

何気なく使っている日常会話には、体の部位を比喩的に用いる言い回しが数多くあります。改めて文章で見たときに正確に思い出せるかどうか、記憶力を鍛えましょう。使い慣れていない言葉は覚えてください。

目標時間

50代まで	60代	70代以上
20分	25分	30分

正答数	かかった時間
/28問	分

⑮〜㉘のリスト

手	目	耳	骨	尻（しり）	膝（ひざ）	舌
鼻	腹	腰	足	首	顎（あご）	歯

⑮５時間もずっと歩いてきて、ついに□を出した。

⑯その自慢話は□にたこができるくらい聞かされた。

⑰奥□に物が挟まったようにいわず、はっきり伝えて。

⑱彼は謝罪しても、□の根の乾かぬうちにくり返す。

⑲このドリルは難しすぎて、私には□も足も出ない。

⑳誰にでも□が低くて、好感が持てる。

㉑□身にしみる寒さが続くので、ご自愛ください。

㉒逃げ道がなく、□をくくって立ち向かった。

㉓テストがあるのに、□に火がつくまで遊んでいる。

㉔長い坂道の途中、疲れて□が笑ってしまった。

㉕揚げ□ばかりを取る人で、あまり付き合いたくない。

㉖ブランド好きの彼女は、この贈り物に□もくれない。

㉗子供がチームのキャプテンに任命され、□が高い。

㉘素行の悪い彼が、人助けをするなんて□をかしげた。

解答 ⑮顎、⑯耳、⑰歯、⑱舌、⑲手、⑳腰、㉑骨、㉒腹、㉓尻、㉔膝、㉕足、㉖目、㉗鼻、㉘首

3日目 ことわざ間違い探し

実践日

月　日

難易度❸★★★☆☆

❶～㉔には、身近に使われる慣用句・ことわざが並んでいますが、それぞれ１ヵ所、間違った漢字が使われています。その間違った漢字を見極めて、正しい漢字に改めてください。

❶ 引籠を渡す　誤［　］正▶［　］

❷ 手に札握る　誤［　］正▶［　］

❸ 後ろ髪を好かれる　誤［　］正▶［　］

❹ 暖簾に指押し　誤［　］正▶［　］

❺ 狐の尾を踏む　誤［　］正▶［　］

❻ 被害あって一利なし　誤［　］正▶［　］

❼ 人事を尽くして天明を待つ　誤［　］正▶［　］

❽ 覆水盆に帰らず　誤［　］正▶［　］

❾ 当たって裂けよ　誤［　］正▶［　］

❿ 河童の川戯れ　誤［　］正▶［　］

⓫ 操業は易く守成は難し　誤［　］正▶［　］

⓬ 強いては事を仕損じる　誤［　］正▶［　］

解答 ❶籠→導、❷札→汗、❸好→引、❹指→腕、❺狐→虎、❻被→百、❼明→命、❽帰→返、❾裂→砕、❿戯→流、⓫操→創、⓬強→急

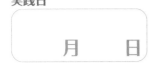

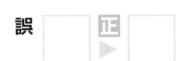

脳活ポイント

注意力が研ぎ澄まされる

文章を正確に読み取る練習で、注意力が研ぎ澄まされます。流し読みのクセがついていると、間違いになかなか気づけないでしょう。何回も問題文を読めば、間違い箇所が自然と浮き上がって見えます。

目標時間

50代まで	60代	70代以上
15分	20分	25分

正答数	かかった時間
/24問	分

問題	誤	正
⑬ 肩の煮が下りる	□	▶ □
⑭ 犬鼓判を押す	□	▶ □
⑮ 運慶の立ち往生	□	▶ □
⑯ かわいさ余って憎さ三倍	□	▶ □
⑰ 手に泥を塗る	□	▶ □
⑱ 果宝は寝て待て	□	▶ □
⑲ 笛が吹けば桶屋が儲かる	□	▶ □
⑳ 子の耳に念仏	□	▶ □
㉑ 雨降って血固まる	□	▶ □
㉒ 牛に引かれて善光路参り	□	▶ □
㉓ 転ばぬ先の石	□	▶ □
㉔ 衣食足りて季節を知る	□	▶ □

解答 ⑬煮→荷、⑭犬→太、⑮運→弁、⑯三→百、⑰手→顔、⑱宝→報、⑲笛→風、⑳子→馬、㉑血→地、㉒路→寺、㉓石→杖、㉔季→礼

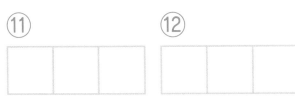

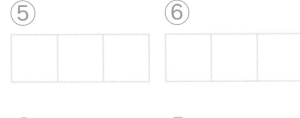

4日目 三字熟語クイズ

実践日

月　日

難易度❸★★★☆☆

❶にある12文字の漢字をすべて使って、4つの三字熟語を作ってください。解答欄は、①〜④となっていますが、順不同です。❷〜❻も同様に、12文字の漢字をすべて使って、4つの三字熟語を作ってください。

❶

一	灰	井	荒
張	石	石	青
療	羅	天	治

① □□□　② □□□

③ □□□　④ □□□

❷

出	世	糖	日
精	絵	金	明
葉	平	浮	不

⑤ □□□　⑥ □□□

⑦ □□□　⑧ □□□

❸

円	光	矢	熟
蛍	出	味	頭
魔	灯	世	破

⑨ □□□　⑩ □□□

⑪ □□□　⑫ □□□

解答 ❶①〜④青天井・荒療治・一張羅・石灰石、❷⑤〜⑧出不精・浮世絵・金平糖・明日葉、❸⑨〜⑫出世頭・円熟味・蛍光灯・破魔矢

脳活ポイント

前頭前野を養い集中力が向上!

答えとなる三字熟語を思い出すために脳の想起力が鍛えられるほか、集中してどんどん取り組めるので、脳の司令塔である前頭前野の活性化にも役立ち、漢字力が強まる効果も期待できます。

目標時間

50代まで	60代	70代以上
25分	35分	45分

正答数	かかった時間
/24問	分

4

句	人	二	圧
単	読	美	局
感	十	点	迫

⑬ □□□　⑭ □□□

⑮ □□□　⑯ □□□

5

真	番	凱	面
日	息	八	十
旋	目	安	門

⑰ □□□　⑱ □□□

⑲ □□□　⑳ □□□

6

約	視	伝	好
言	違	感	線
触	板	熱	金

㉑ □□□　㉒ □□□

㉓ □□□　㉔ □□□

解答 ④⑬〜⑯圧迫感・十二単・美人局・句読点、⑤⑰〜⑳十八番・凱旋門・安息日・真面目、⑥㉑〜㉔違約金・好感触・伝言板・熱視線

5日目 漢字ピックアップ

実践日

月　日

難易度4★★★★☆

各問、3×3マスの中に漢字が1字ずつ入っていて、全部で9つの漢字が提示されています。この漢字を指定された個数分拾い上げ、上に示されているテーマに沿った名前や言葉を解答欄に書いてください。

四字熟語

① 4文字

故	川	新
登	湯	知
花	温	鬼

答え

② 4文字

等	一	生
宅	田	配
托	須	蓮

答え

③ 4文字

炎	丈	動
雲	気	消
万	月	大

答え

幕末の人物名

④ 4文字

西	原	部
飯	勝	隆
盛	水	郷

答え

⑤ 4文字

具	定	視
転	岩	笛
見	庭	倉

答え

⑥ 4文字

陰	竹	田
影	度	松
吉	島	植

答え

戦国時代の人物名

⑦ 4文字

道	井	藤
短	斎	片
倉	三	七

答え

⑧ 4文字

作	立	堀
宗	池	茂
勇	花	梅

答え

⑨ 4文字

津	貴	長
黒	政	田
秀	余	金

答え

解答 ①温故知新、②一蓮托生、③気炎万丈、④西郷隆盛、⑤岩倉具視、⑥吉田松陰、⑦斎藤道三、⑧立花宗茂、⑨黒田長政

脳活ポイント

目で見る力と記憶力を養う

各問にある9つの漢字から答えに使う漢字を見極めなければならないため、目で見る力や記憶力が養われます。また、テーマから連想して思い出す力も鍛えられると考えられます。

目標時間

50代まで	60代	70代以上
15分	20分	25分

正答数 ／18問　かかった時間 分

四字熟語

⑩ 4文字

雑	方	変
品	邦	行
貧	好	正

答え

⑪ 4文字

願	氷	大
美	成	反
就	皮	表

答え

⑫ 4文字

雷	物	摩
園	付	同
和	友	恋

答え

幕末の人物名

⑬ 4文字

土	義	路
三	五	七
歳	正	方

答え

⑭ 4文字

伊	明	平
石	弼	井
直	代	暗

答え

⑮ 4文字

河	忠	栗
島	小	津
安	義	米

答え

戦国時代の人物名

⑯ 4文字

職	道	元
毛	巧	利
工	就	活

答え

⑰ 5文字

満	竹	八
兵	助	半
中	黒	衛

答え

⑱ 4文字

王	孫	竹
義	雲	佐
谷	学	重

答え

解答 ⑩品行方正、⑪大願成就、⑫付和雷同、⑬土方歳三、⑭井伊直弼、⑮島津忠義、⑯毛利元就、⑰竹中半兵衛、⑱佐竹義重

6日目 漢字ジグソー

実践日

月　日

難易度4 ★★★★☆

１つの漢字を３つのピースに分けています。それぞれ組み合わせ、①～③・⑧～⑩は漢字１字、④・⑤・⑪・⑫は二字熟語、⑥・⑦・⑬・⑭は三字熟語で答えてください。ピースの外枠は太線で示されています。

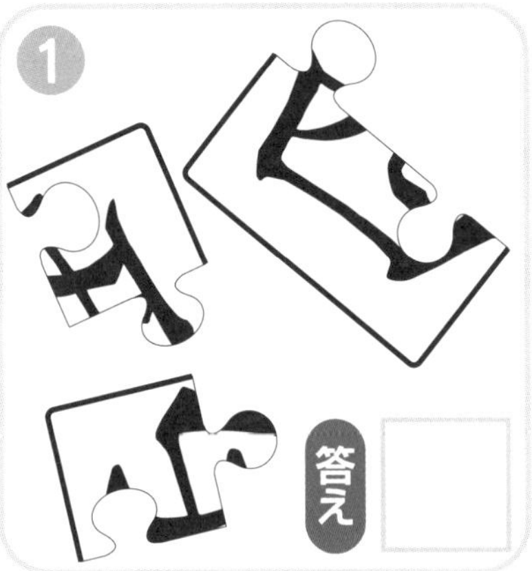

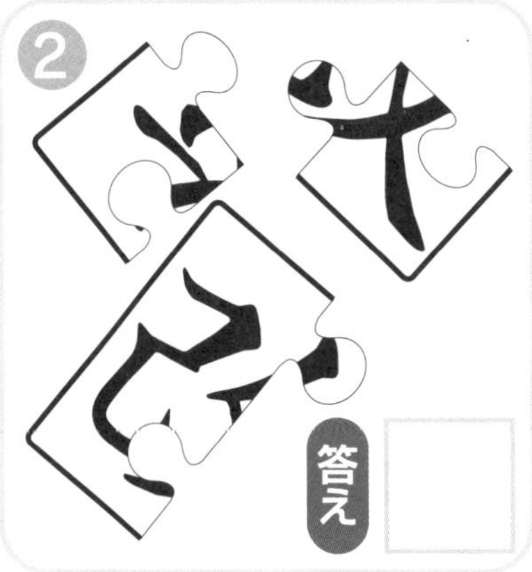

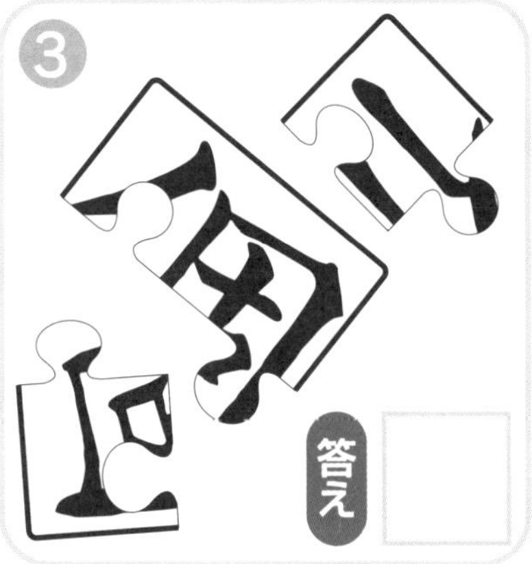

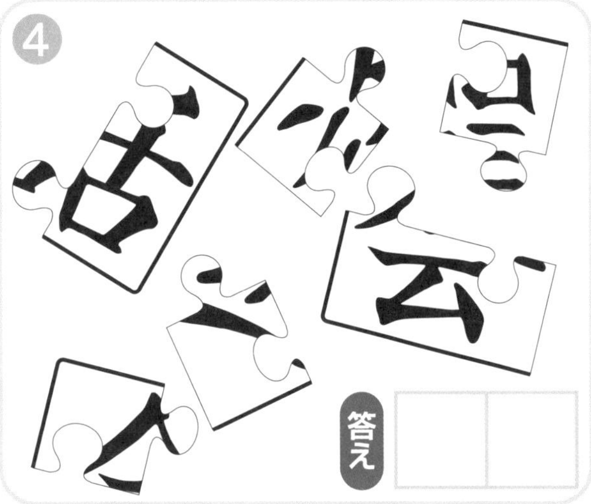

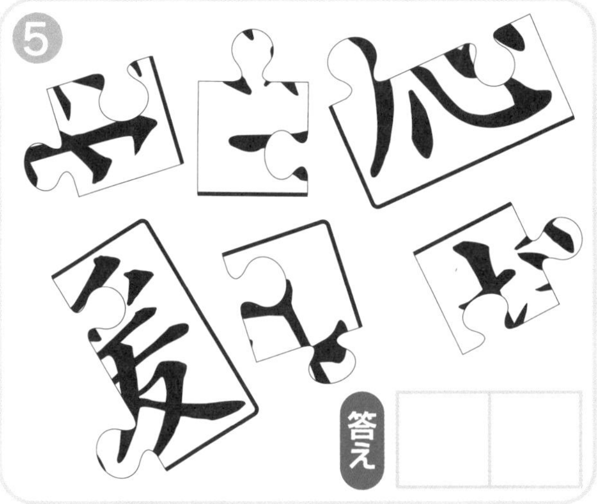

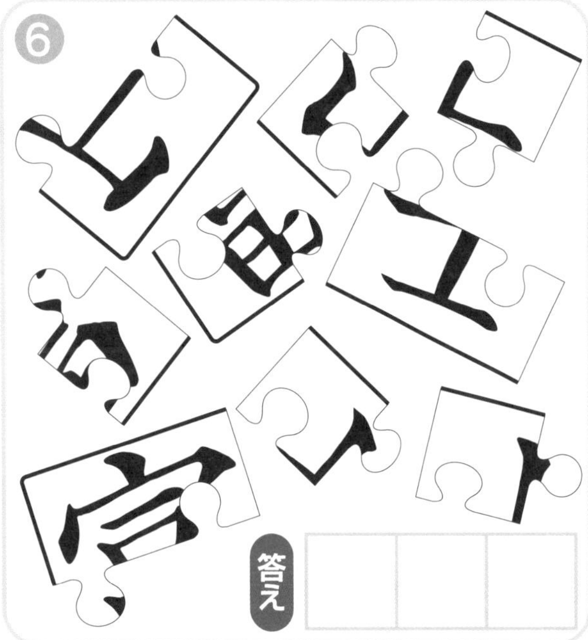

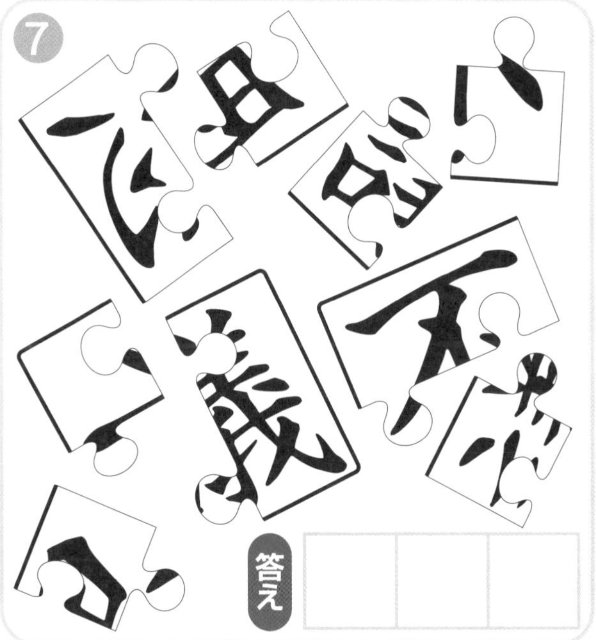

解答 ①西、②改、③個、④会話、⑤応援、⑥富士山、⑦不思議

脳活ポイント

直感力も漢字力も鍛える!

頭の中で完成図をイメージしたり、ピースの組み合わせを直感的に判断したりするため、イメージ力や直感力を担う右脳の活性化に役立つほか、想起力・判断力も養われます。

目標時間

50代まで	60代	70代以上
15分	20分	25分

正答数　　かかった時間

／14問　　分

⑧
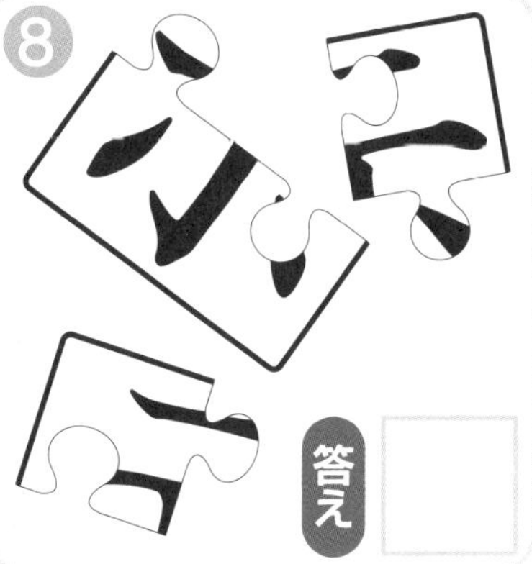
答え

⑨
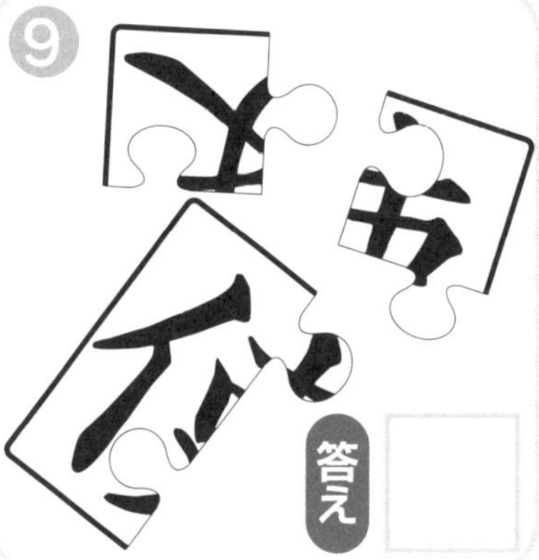
答え

⑩
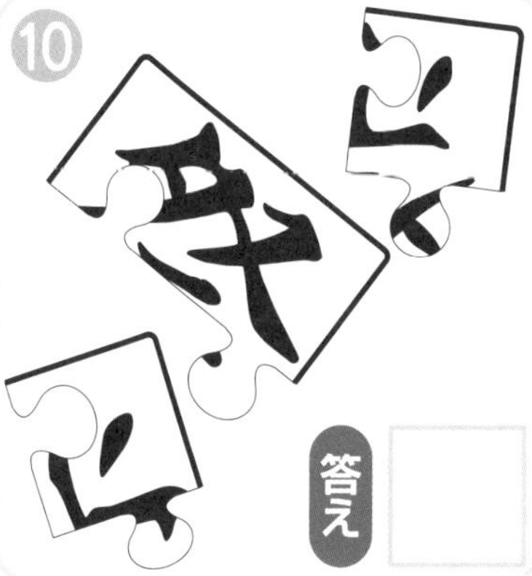
答え

⑪
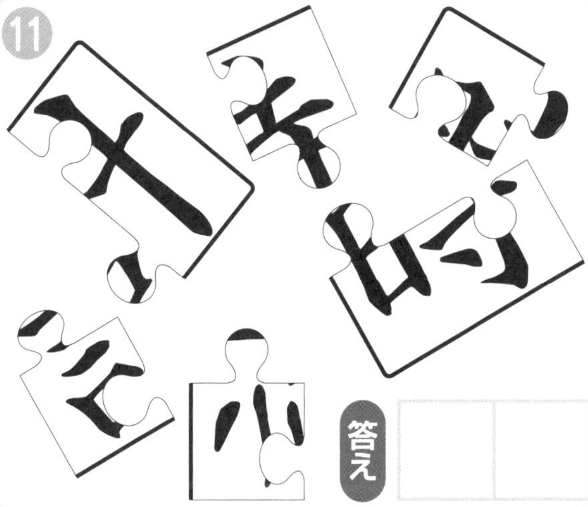
答え

⑫
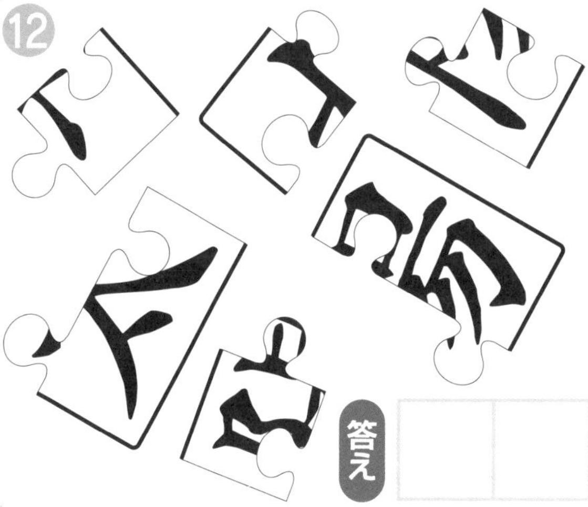
答え

⑬
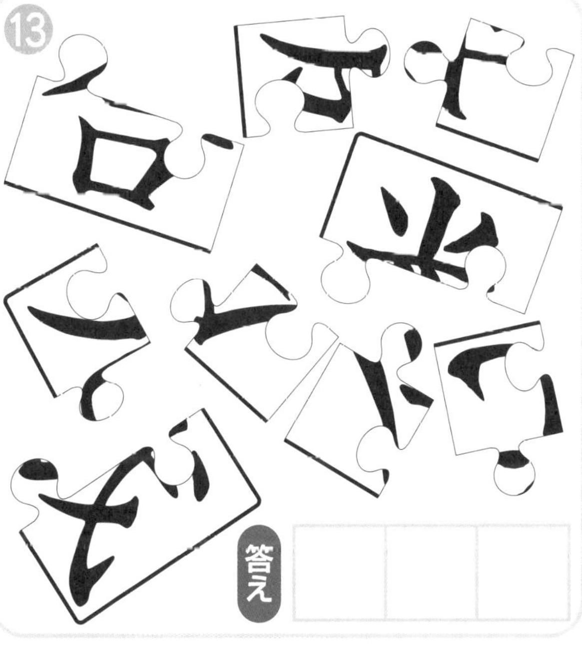
答え

⑭
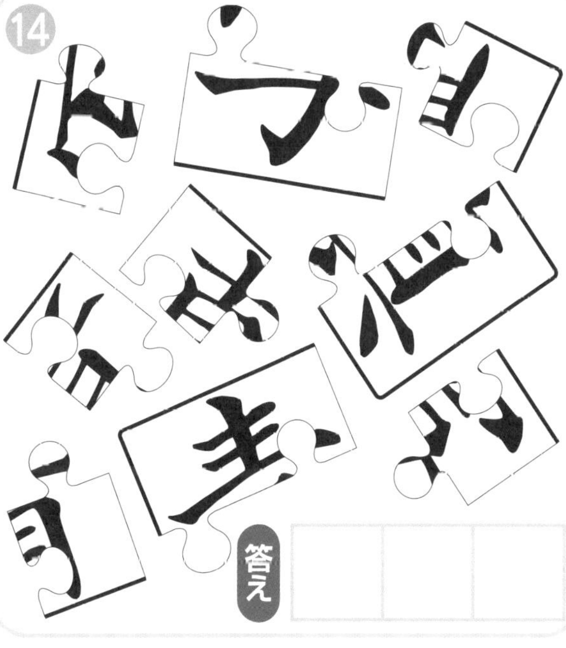
答え

解答 ⑧示、⑨使、⑩祭、⑪時計、⑫太陽、⑬光合成、⑭青写真

7日目 熟語神経衰弱

実践日

月　日

難易度④★★★★☆

各問、同じ読み方をする２つの熟語が数組隠れています。それぞれ、何組隠れているかを答えてください。マスが黒い部分の熟語はヒントで、同じ読み方をする熟語が必ずあります。

①　答え　　組

仕	様	頭	白	刊
本	好	角	鳥	行
当	奇	能	手	中
当	確	力	観	光
入	荷	不	満	歩
温	厚	主	使	合
後	台	柱	用	乳
期	風	磁	石	化

②　答え　　組

減	給	快	維	持
改	事	晴	樹	木
正	実	金	製	決
式	場	運	糸	定
転	機	主	張	天
悪	色	朝	顔	気
態	情	違	言	及
意	地	反	静	止

③　答え　　組

貴	重	祝	道	意	絶	好
水	中	勝	場	見	火	教
冷	精	巧	説	明	中	訓
感	吉	日	霊	維	蜜	月
夕	立	絶	感	新	縮	小
同	情	交	家	中	侵	害
宛	心	外	違	憲	基	暗
名	成	功	威	信	調	雲

④　答え　　組

寝	相	天	硬	観	水	兵
形	見	下	化	戦	公	真
誤	感	染	目	録	正	剣
解	水	構	風	流	品	種
添	平	成	肩	清	潔	満
加	効	果	身	形	変	開
素	工	親	権	相	幻	五
手	夫	雑	誌	質	問	階

解答 ①6組、②6組、③10組、④8組

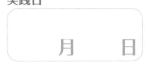

脳活ポイント

記憶力・集中力が半端なくつく

読み方を覚えながら、数多くの漢字の中からペアを探すドリルで、記憶力も集中力もかなり必要になり、続ければ半端なく鍛えられます。正解すれば達成感が得られ、脳全体が非常に活性化されます。

目標時間

50代まで	60代	70代以上
30分	40分	50分

正答数	かかった時間
／8問	分

⑤ 答え　　組

千	葉	干	出	納
公	認	渉	乾	電
間	加	重	燥	話
奏	辞	表	追	放
後	発	草	土	産
任	音	案	芝	意
果	汁	鑑	生	味
時	計	賞	水	筒

⑥ 答え　　組

完	粉	砕	美	挑
走	視	作	人	発
所	野	品	英	雄
信	純	情	初	診
長	髪	決	行	動
講	堂	起	楽	感
血	落	報	天	想
気	語	酬	和	解

⑦ 答え　　組

乳	風	呂	石	頭	中	光
歯	支	用	走	行	継	景
進	社	途	公	潔	白	冒
歩	合	図	私	空	基	頭
字	画	若	干	欄	本	自
後	草	羽	衣	水	着	覚
継	稿	暴	入	講	使	者
弱	冠	騰	試	師	努	力

⑧ 答え　　組

至	初	回	収	支	援	承
近	期	修	理	緊	張	知
難	破	足	腰	構	住	民
送	別	私	降	成	軟	派
後	世	怨	板	海	外	改
交	門	資	金	縁	故	修
番	出	関	招	書	欲	求
革	命	取	致	記	存	在

解答 ⑤5組、⑥5組、⑦8組、⑧8組

チラリ四字熟語

実践日

月　日

難易度③★★★☆☆

各問、漢字が４個バラバラに並んでいますが、漢字の一部分しか見えていません。それぞれの漢字を推測し、四字熟語になるよう並べ替えてください。各ページのリストにある36文字の漢字が使われています。

❶〜❾のリスト

賞	成	天	鋭	猛	明	器	功	不	空	晩	進
進	通	大	行	光	動	気	地	実	前	信	驚
猪	後	新	無	音	風	根	論	絶	突	媚	事

❶

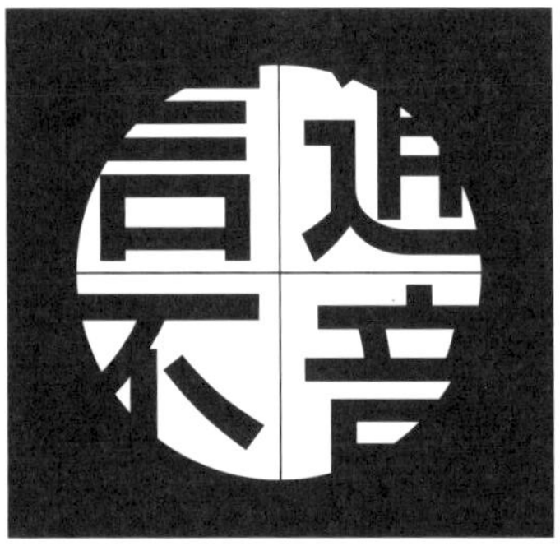

答え

❷

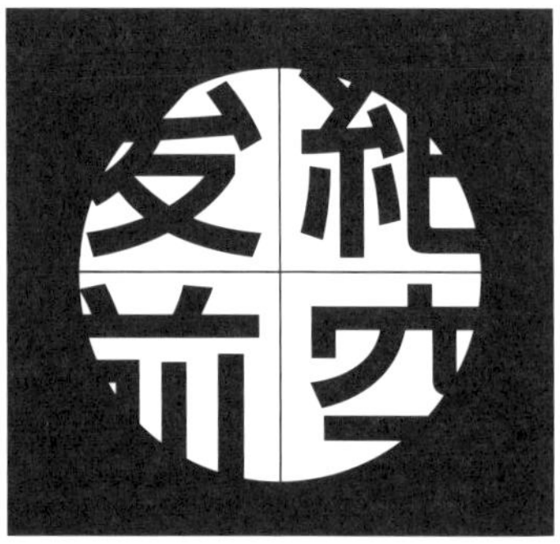

答え

❸

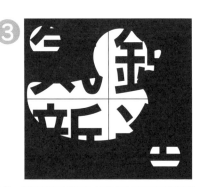

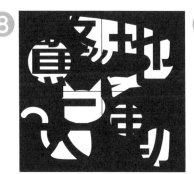

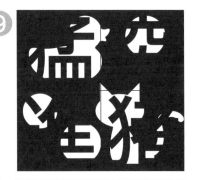

答え

❹

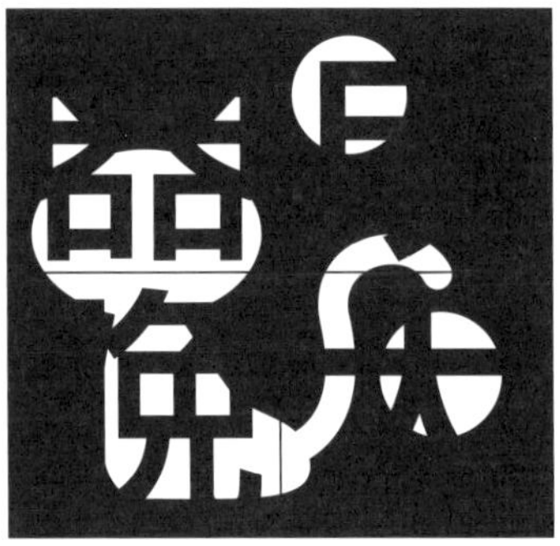

答え

❺

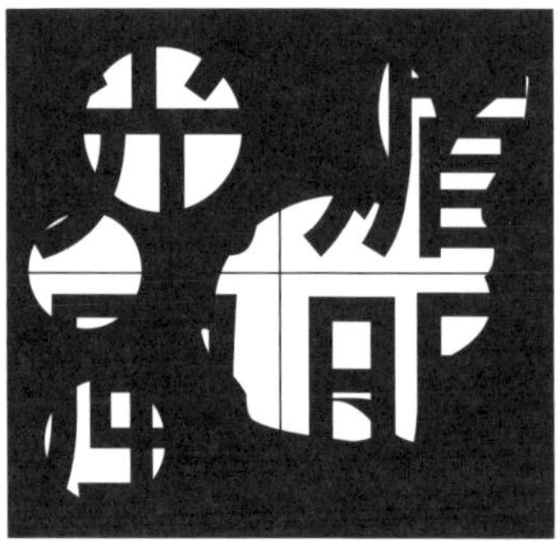

答え

❻

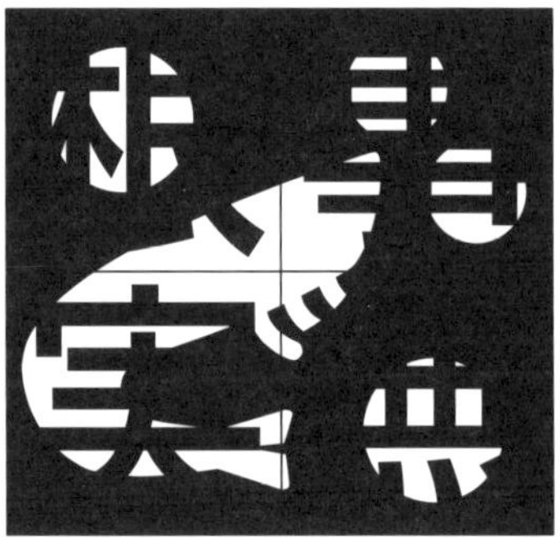

答え

❼

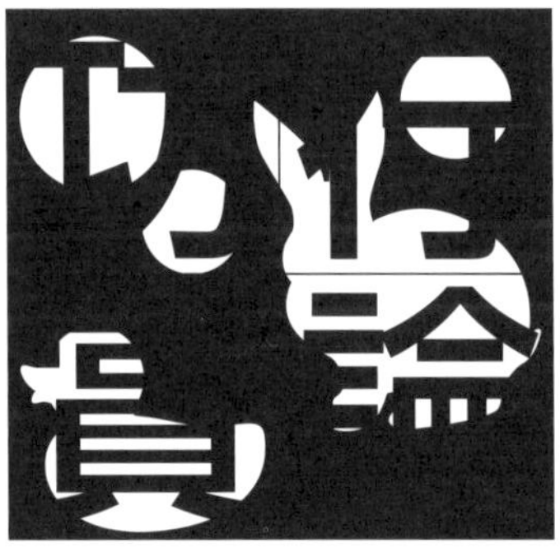

答え

❽

答え

❾

答え

解答　❶音信不通、❷空前絶後、❸新進気鋭、❹大器晩成、❺風光明媚、❻事実無根、❼論功行賞、❽驚天動地、❾猪突猛進

脳活ポイント

想起力やイメージ力を鍛錬

穴からチラリと見えている４つの漢字から全体を推測することで、脳のイメージ力や想起力が鍛えられます。また、注意力や推理力、直感力を養うこともできると考えられます。

目標時間

50代まで	60代	70代以上
20分	25分	30分

正答数　／18問

かかった時間　分

⑩～⑱のリスト

放　越　縫　知　壮　蓮　用　実　呉　序　無　無
宇　開　良　答　質　問　衣　気　全　全　戸　生
公　剛　一　舟　健　門　俗　同　托　能　天　大

⑩
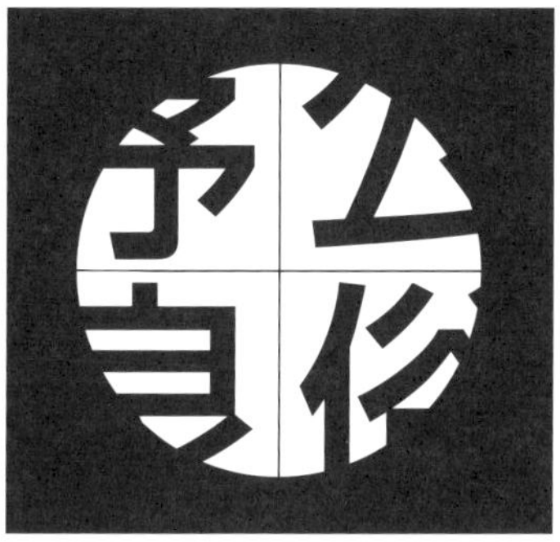

答え

⑪
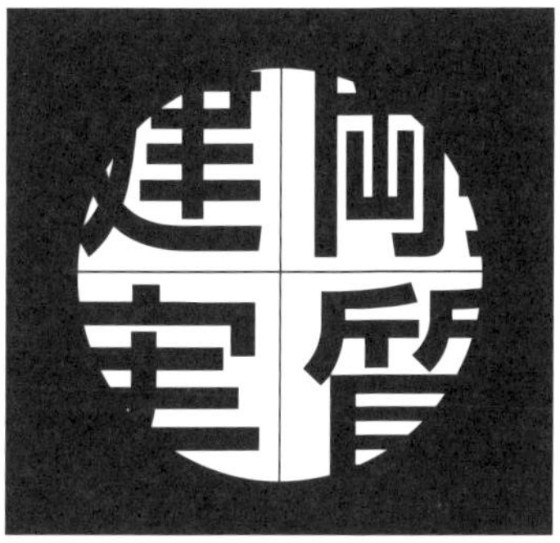

答え

⑫
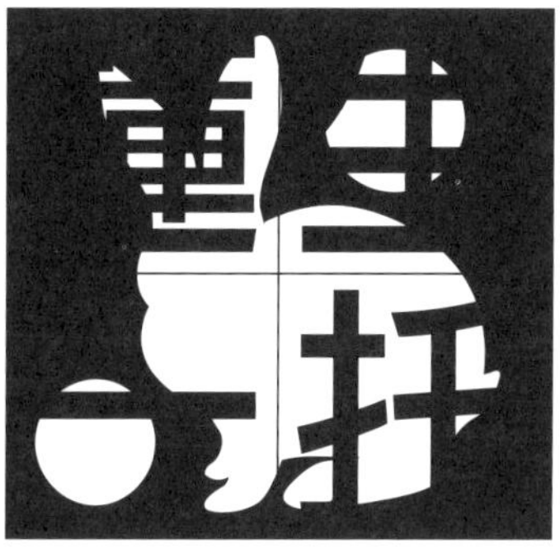

答え

⑬
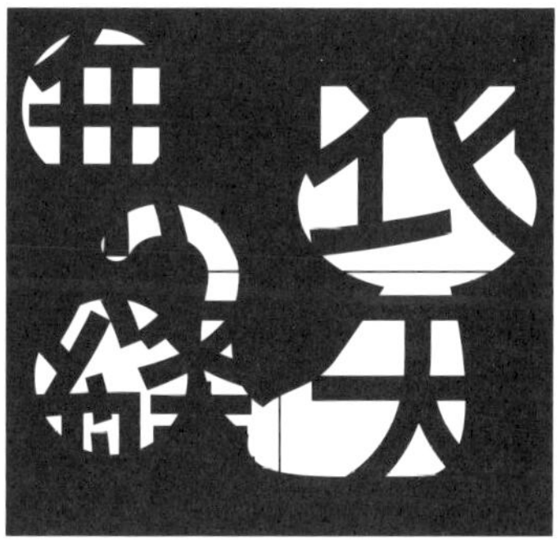

答え

⑭
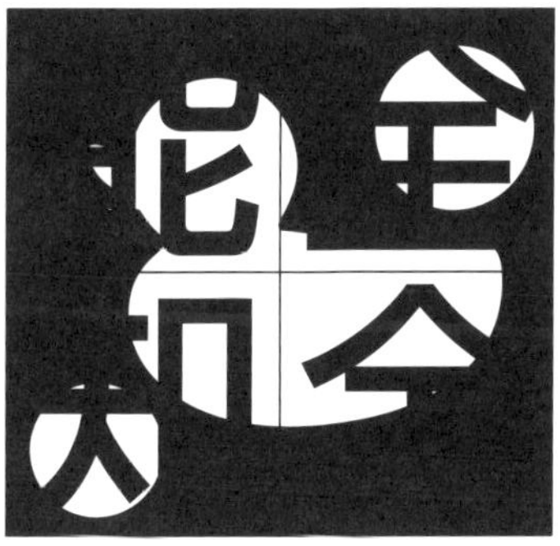

答え

⑮
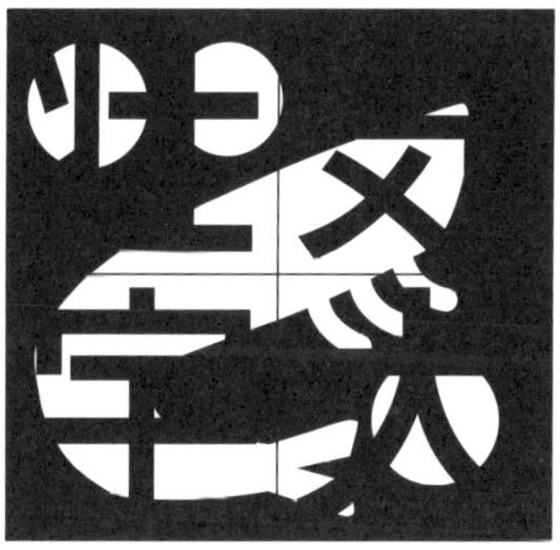

答え

⑯
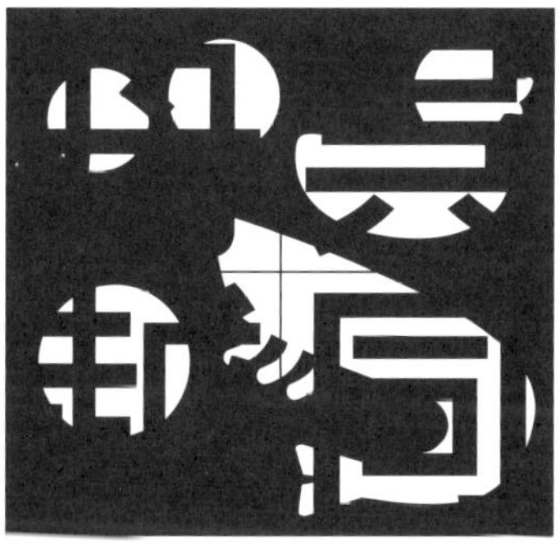

答え

⑰
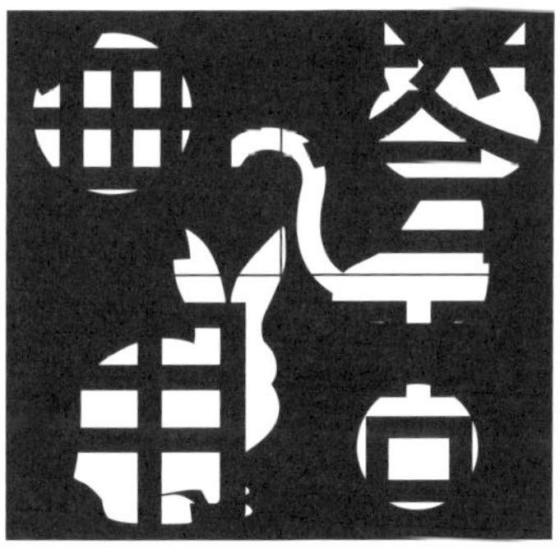

答え

⑱
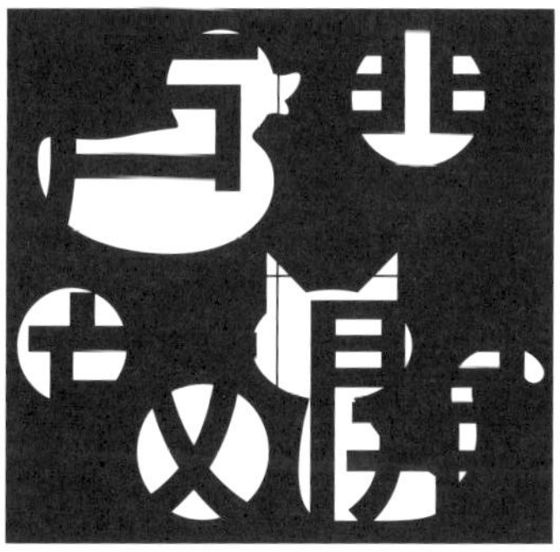

答え

解答　⑩公序良俗、⑪質実剛健、⑫一蓮托生、⑬天衣無縫、⑭全知全能、⑮気宇壮大、⑯呉越同舟、⑰問答無用、⑱門戸開放

9日目 穴うめ漢数字

実践日

月　日

難易度❹★★★★☆

❶～㉜の□に漢数字を入れ、言葉や人名、場所名を完成させてください。このページに用いるすべての漢数字とその個数は上に提示しています。下のチェック欄には、使った漢数字の個数を書き入れてください。

❶～⑯で使う漢数字とその個数

一	4回	二	2回	三	3回	四	2回	五	2回
六	1回	七	1回	八	3回	九	3回	十	5回

❶ □勝平野

❷ □百□町

❸ □法全書

❹ 遠山金□郎

❺ □張羅

❻ □面鳥

❼ □拝□拝

❽ □等辺□角形

❾ 津軽□味線

❿ 竹久夢□

⓫ □□音順

⓬ □万□川

⓭ 京都□山

⓮ □中□□

⓯ □期□会

⓰ □返舎□□

チェック欄

一		二		三		四		五	
六		七		八		九		十	

解答 ❶十勝平野、❷八百八町、❸六法全書、❹遠山金四郎、❺一張羅、❻七面鳥、❼三拝九拝、❽二等辺三角形、❾津軽三味線、❿竹久夢二、⓫五十音順、⓬四万十川、⓭京都五山、⓮十中八九、⓯一期一会、⓰十返舎一九

脳活ポイント

記憶をしっかり固定し鍛える

人物名や地名、ことわざなどに含まれている漢数字は、長い間使わないでいるとあやふやになってしまいます。再度、このドリルで記憶をしっかり固定しましょう。くり返して思い出し、記憶力を高めます。

目標時間

50代まで	60代	70代以上
20分	25分	30分

正答数　／32問

かかった時間　分

⑰～㉜で使う漢数字とその個数

一	3回	二	4回	三	3回	四	3回	五	2回
六	1回	七	1回	八	4回	九	1回	万	2回

⑰ □粒□倍

⑱ □宝菜

⑲ □面楚歌

⑳ □官鳥

㉑ □挙両得

㉒ 遮□無□

㉓ □歳□唱

㉔ □位□体

㉕ □文銭

㉖ 石川□右衛門

㉗ 青□才

㉘ 再□再□

㉙ □転□倒

㉚ 富士□湖

㉛ 口□丁手□丁

㉜ □十□節気

チェック欄

一		二		三		四		五	
六		七		八		九		万	

解答　⑰一粒万倍、⑱八宝菜、⑲四面楚歌、⑳九官鳥、㉑一挙両得、㉒遮二無二、㉓万歳三唱、㉔三位一体、㉕六文銭、㉖石川五右衛門、㉗青二才、㉘再三再四、㉙七転八倒、㉚富士五湖、㉛口八丁手八丁、㉜二十四節気

10 日目

漢字結び四字熟語

実践日

月　日

難易度④★★★★☆

A～D群、E～H群の囲みの中にある漢字をそれぞれ１字ずつ、順に結びつけて、合計で12個の四字熟語を作ってください。A～D群、E～H群の漢字は１回ずつ、すべて用います。解答は順不同です。

A群		B群		C群		D群	
自	一	信	由	天	明	奪	水
新	風	従	花	千	代	背	衰
半	石	日	者	回	与	生	放
落	盛	陳	否	腹	半	秋	賦
面	起	死	部	奔	必	媚	疑
生	運	光	殺	金	流	謝	吉

	A群	B群	C群	D群
①				
②				
③				
④				
⑤				
⑥				

	A群	B群	C群	D群
⑦				
⑧				
⑨				
⑩				
⑪				
⑫				

解答　❶～⑫ 自由奔放・新陳代謝・半信半疑・落花流水・面従腹背・生殺与奪・一日千秋・風光明媚・石部金吉・盛者必衰・起死回生・運否天賦

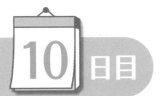

脳活ポイント

ひらめきと直感力が磨かれる

漢字一つひとつを見ると、さまざまな熟語が浮かんでくると思いますが、それぞれを関連付けて熟語にするには、ひらめきが不可欠です。パッと見てどれとどれが結びつきそうか、直感力を磨きましょう。

目標時間

50代まで	60代	70代以上
15分	25分	30分

正答数 ／24問　かかった時間 分

E群		F群		G群		H群	
時	破	知	機	足	錯	底	笑
臨	馬	戦	頭	一	泰	熱	事
平	周	骨	下	応	徹	胎	肉
悪	暗	寒	穏	奪	東	闘	迷
羊	換	代	耳	低	苦	平	誤
頭	天	雲	顔	無	狗	変	風

	E群	F群	G群	H群
⑬				
⑭				
⑮				
⑯				
⑰				
⑱				

	E群	F群	G群	H群
⑲				
⑳				
㉑				
㉒				
㉓				
㉔				

解答 ⑬～㉔時代錯誤・臨機応変・平穏無事・悪戦苦闘・羊頭狗肉・頭寒足熱・破顔一笑・馬耳東風・周知徹底・暗雲低迷・換骨奪胎・天下泰平

11日目 漢字熟語しりとり

実践日

月　　日

難易度 4 ★★★★☆

7つの漢字を使い、二字熟語をしりとりで作ります。できた二字熟語の右側の漢字が、次の二字熟語の左側の漢字になります。答えの最初と最後の漢字は1度しか使いません。うまくつながるように埋めてください。

① 会栄調見光教単

単					

⑤ 画採伯血計父統

				統	

② 名季家年節元約

名					

⑥ 収布税支巾配関

				収	

③ 食意肉費朱外用

朱					

⑦ 伊脳先頭人達口

				人	

④ 道転真場回写水

回					

⑧ 復相姓反手旧違

				違	

解答

①単調→調教→教会→会見→見栄→栄光、②名家→家元→元年→年季→季節→節約、
③朱肉→肉食→食費→費用→用意→意外、④回転→転写→写真→真水→水道→道場、
⑤採血→血統→統計→計画→画伯→伯父、⑥関税→税収→収支→支配→配布→布巾、
⑦伊達→達人→人口→口先→先頭→頭脳、⑧手相→相違→違反→反復→復旧→旧姓

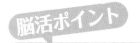

脳活ポイント

言語中枢を一段と磨く！

熟語をしりとりのようにつなげて並べることで、言語中枢である側頭葉を活性化させる効果が期待できます。また、想起力と洞察力、情報処理力も大いに鍛えられます。

目標時間

50代まで	60代	70代以上
30分	45分	60分

正答数 ／16問　かかった時間 分

⑨ 確 目 敬 的 尊 認 遠

尊□ ▶ □□ ▶ □□ ▶
□□ ▶ □□ ▶ □□

⑩ 声 術 産 軍 生 援 手

生□ ▶ □□ ▶ □□ ▶
□□ ▶ □□ ▶ □□

⑪ 心 濁 務 紅 点 労 白

紅□ ▶ □□ ▶ □□ ▶
□□ ▶ □□ ▶ □□

⑫ 品 古 景 子 太 風 種

太□ ▶ □□ ▶ □□ ▶
□□ ▶ □□ ▶ □□

⑬ 急 装 早 足 備 変 土

□□ ▶ □□ ▶ 早□ ▶
□□ ▶ □□ ▶ □□

⑭ 明 情 記 熱 事 暗 照

□□ ▶ □□ ▶ 暗□ ▶
□□ ▶ □□ ▶ □□

⑮ 換 略 置 気 順 概 位

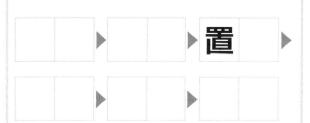

□□ ▶ □□ ▶ 置□ ▶
□□ ▶ □□ ▶ □□

⑯ 箱 雑 根 卵 複 煮 巣

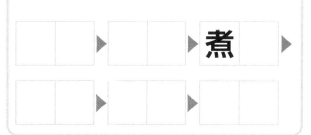

□□ ▶ □□ ▶ 煮□ ▶
□□ ▶ □□ ▶ □□

解答
⑨尊敬→敬遠→遠目→目的→的確→確認、⑩生産→産声→声援→援軍→軍手→手術、
⑪紅白→白濁→濁点→点心→心労→労務、⑫太古→古風→風景→景品→品種→種子、
⑬土足→足早→早急→急変→変装→装備、⑭照明→明暗→暗記→記事→事情→情熱、
⑮順位→位置→置換→換気→気概→概略、⑯複雑→雑煮→煮卵→卵巣→巣箱→箱根

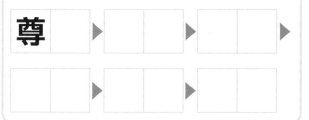

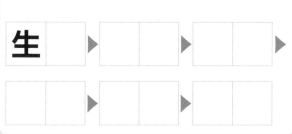

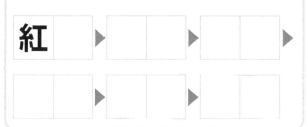

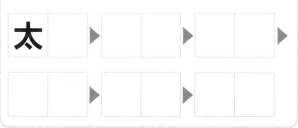

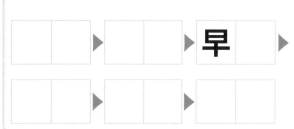

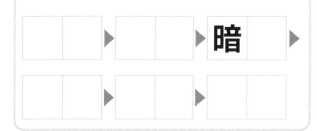

12 日目

数字つなぎ三字熟語

実践日

月　日

難易度③★★★☆☆

１の★印から２の●印、３の●印というように各数字の印を順序よく線でつなぐと現れる３文字の漢字を使ってできる熟語を答えてください。最後の数字の印は☆です。最後まで線を引かなくても答えは導けます。

①

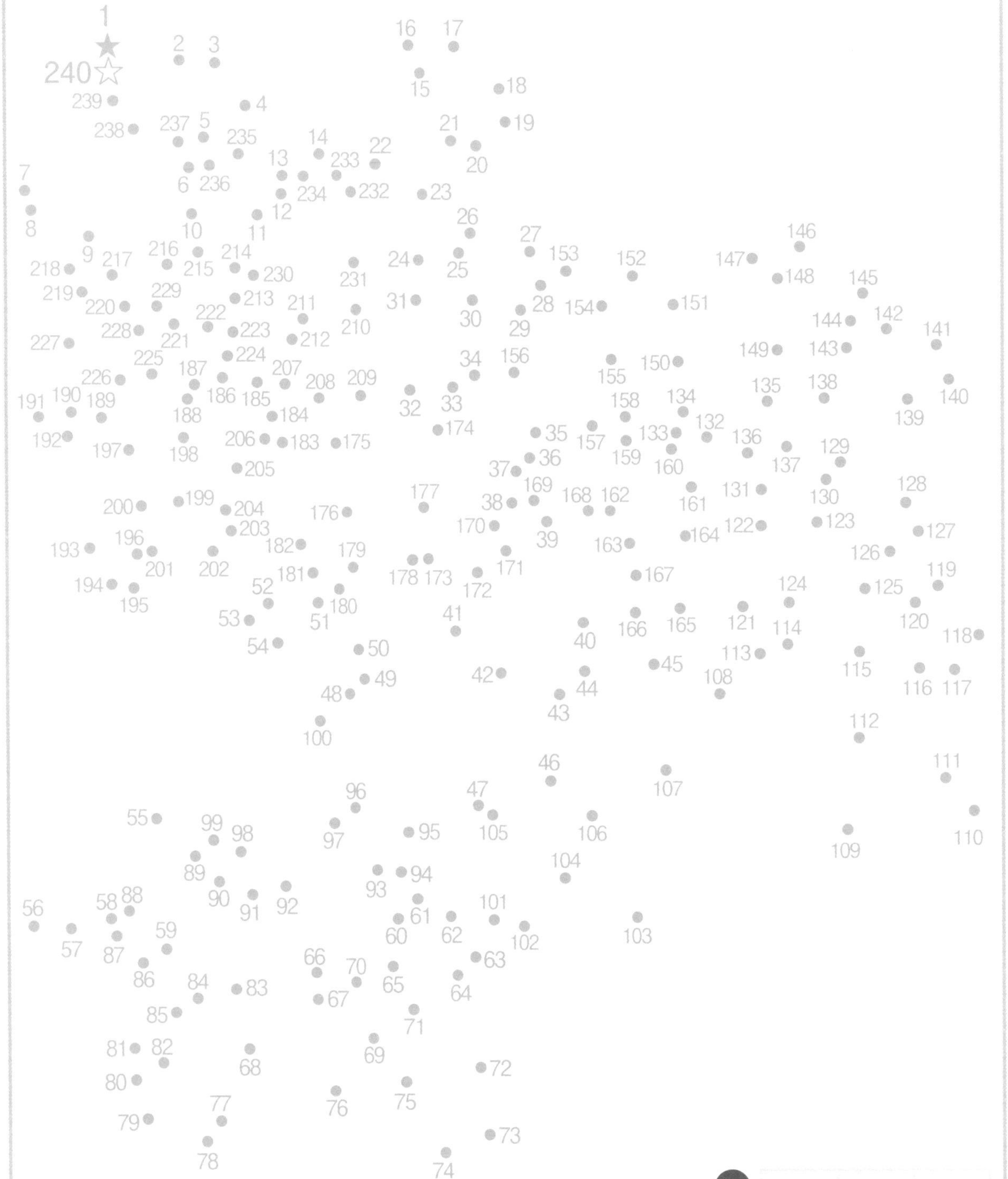

答え

脳活ポイント

見る力を磨き脳が活性

浮かび上がった図形から漢字を読み取り、三字熟語が何かを答えることで、脳の「見る力」の訓練にもなります。また、点を1から順につなげるため、注意力や集中力も鍛えられます。

目標時間

50代まで	60代	70代以上
15分	30分	40分

正答数　　　かかった時間

／2問　　　分

❷

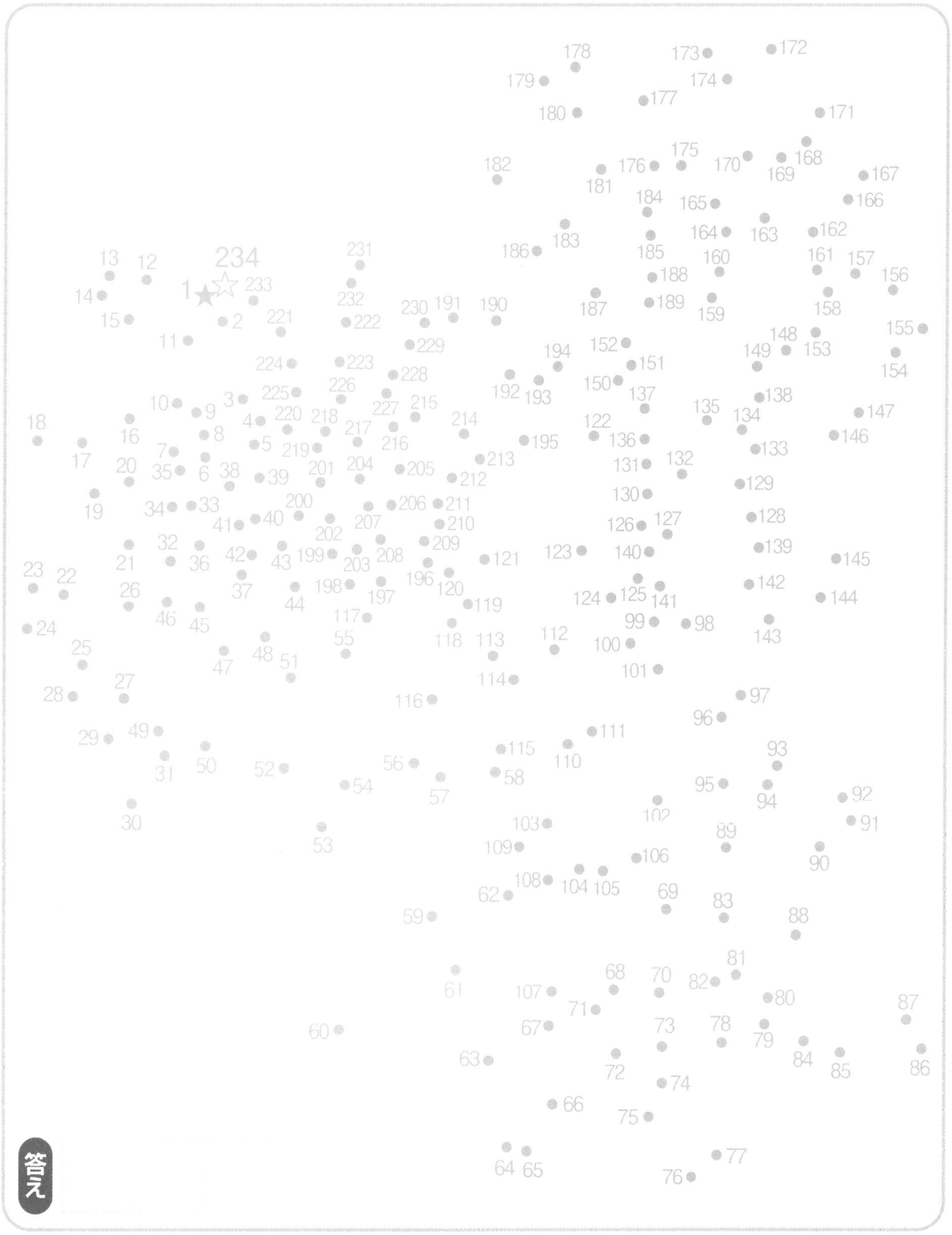

※解答は84ページをご覧ください

13日目 言葉かくれんぼ

実践日

月　日

難易度④★★★★☆

大きさや向きの異なる二字～四字の言葉がたくさん書かれた図を見て、各問に答えてください。答えは、図の熟語から探して、指定された個数分を解答欄に書きましょう。それぞれのページごとに答えてください。

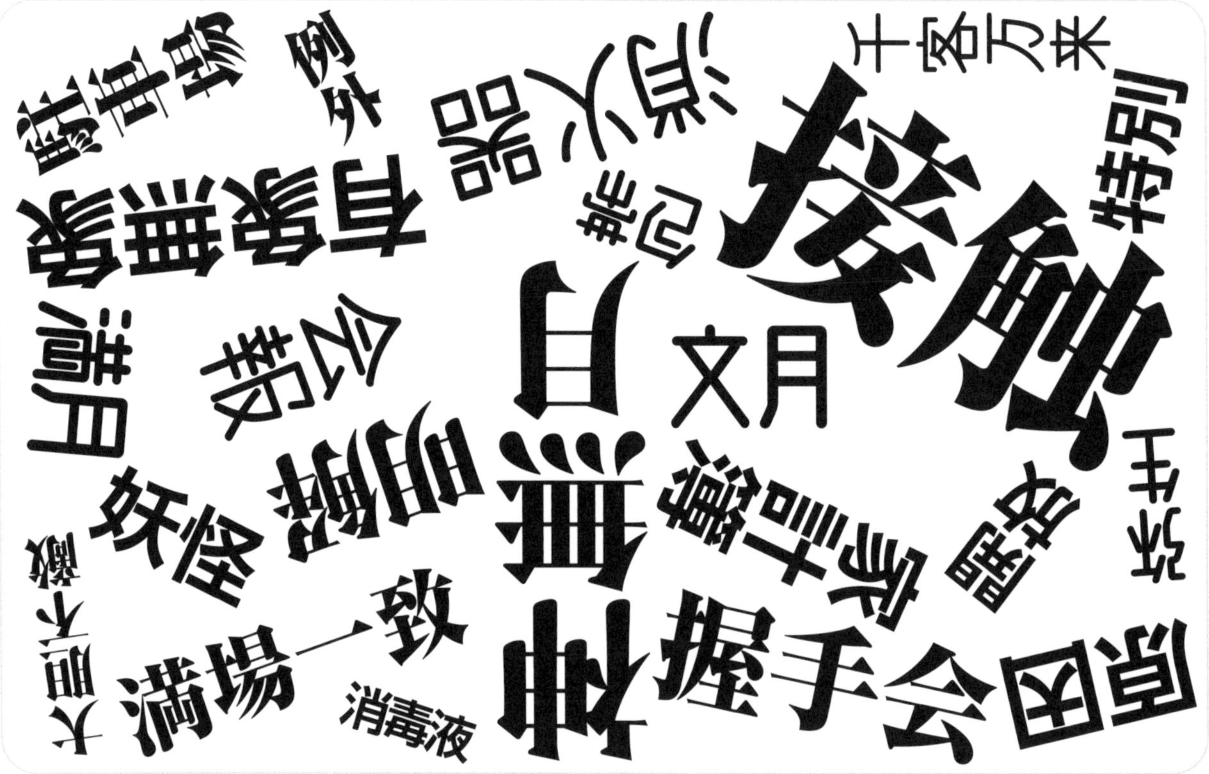

① 読み方が同じ言葉１組は何と何？

答え

② 全員の意見がまとまることを示す言葉１つは何？

答え

③ 同じ意味を持つ言葉１組は何と何？

答え

④ 収支の管理に関連する言葉１つは何？

答え

⑤ たくさんの客がくることを示す言葉１つは何？

答え

⑥ 傷の手当てに関連する言葉２つは何と何？

答え

⑦ 読み方が「かい」で終わる言葉３つは何と何と何？

答え

⑧ 旧暦を示す言葉３つは何と何と何？

答え

解答 ①開放・会報、②満場一致、③例外・特別、④家計簿、⑤千客万来、⑥包帯・消毒液、⑦明解・妖怪・握手会、⑧弥生・文月・神無月

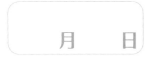

脳活ポイント

頭頂葉が鍛えられ認知力が向上！

図に書かれている熟語は大きさ・向き・書体がすべてバラバラなので、それぞれを識別するさいに、物の形を認識する頭頂葉が特に鍛えられます。認知力の向上に大いに役立ちます。

目標時間

50代まで	60代	70代以上
15分	20分	25分

正答数　／16問

かかった時間　分

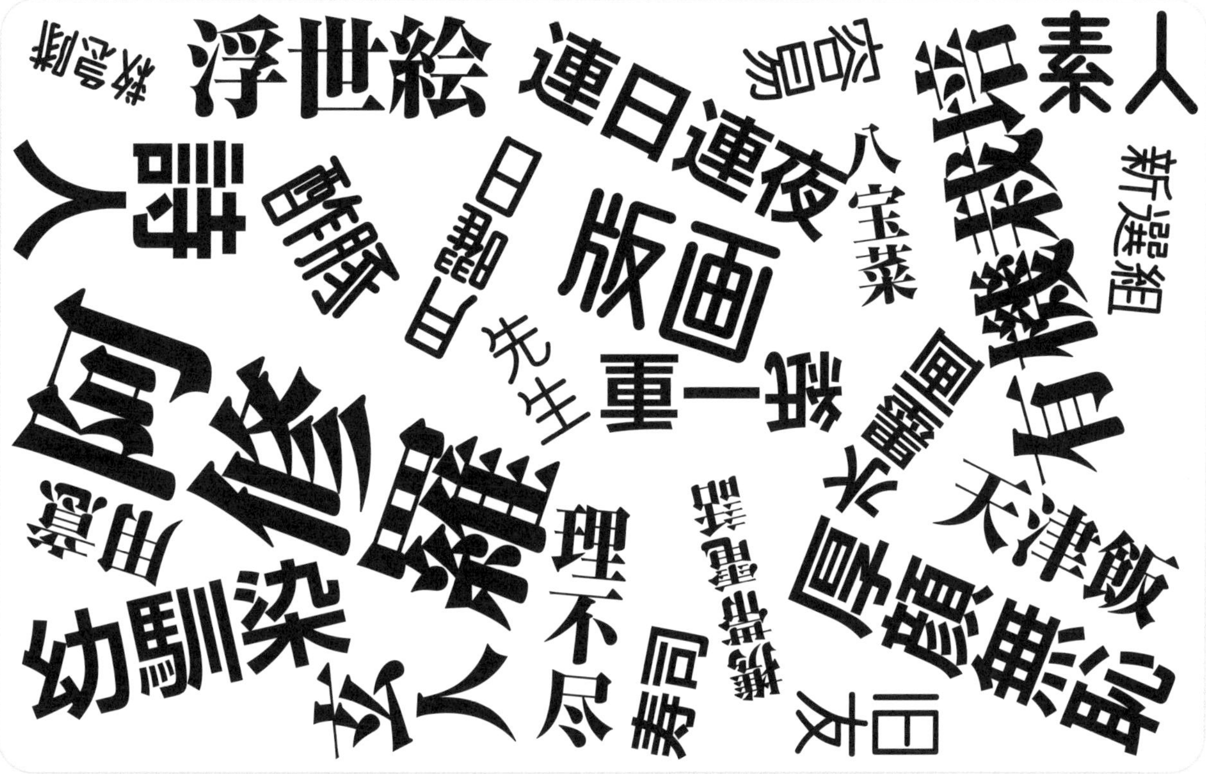

⑨ 昔からの友人を示す言葉２つは何と何？

答え

⑩ 反対の意味を持つ言葉１組は何と何？

答え

⑪ 厚かましいことを示す言葉１つは何？

答え

⑫ 読み方が同じ言葉１組は何と何？

答え

⑬ ほんのわずかな差を示す言葉１つは何？

答え

⑭ 連絡に関連する言葉１つは何？

答え

⑮ 中華料理を示す言葉3つは何と何と何？

答え

⑯ 絵画の種類を示す言葉3つは何と何と何？

答え

解答　⑨幼馴染・旧友、⑩素人・玄人、⑪厚顔無恥、⑫用意・容易、⑬紙一重、⑭携帯電話、⑮酢豚・天津飯・八宝菜、⑯版画・浮世絵・水墨画

14日目 二字熟語クロス

実践日

月　日

難易度4★★★★☆

下のリストから、上下左右にある漢字と組み合わせて二字熟語を４つ作れる漢字を選び、中央のマスに記入します。ページごとに16問すべて解いたら、リストに残った４字の漢字から四字熟語を作ってください。

①

	除	
海		出
	科	

②

	恋	
伯		居
	人	

③

	主	
参		光
	察	

④

	確	
固		筆
	事	

⑤

	人	
本		素
	問	

⑥

	顧	
刺		席
	間	

⑦

	撮	
人		響
	絵	

⑧

	物	
黄		調
	紙	

⑨

	発	
雑		符
	楽	

⑩

	分	
役		合
	愛	

⑪

	王	
迷		司
	殿	

⑫

	表	
再		象
	場	

⑬

	仕	
卒		績
	界	

⑭

	南	
至		限
	秘	

⑮

	神	
便		境
	密	

⑯

	上	
青		港
	手	

①～⑯のリスト

執　客　新　現　割　故　宮
業　影　秘　外　空　音　観
仲　知　極　色　温　質

⑰ 四字熟語の答え

答え

解答 ①外、②仲、③観、④執、⑤質、⑥客、⑦影、⑧色、⑨音、⑩割、⑪宮、⑫現、⑬業、⑭極、⑮秘、⑯空、⑰<四字熟語の答え>温故知新

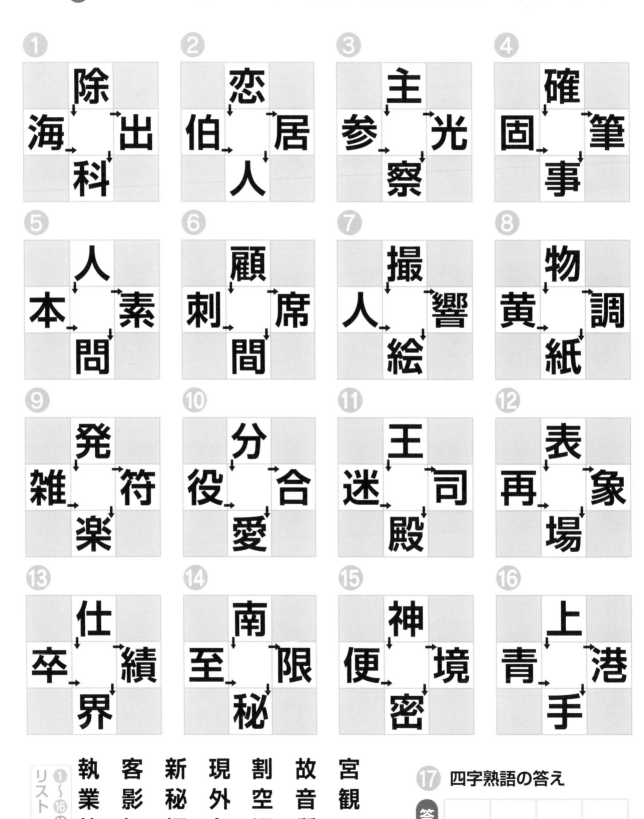

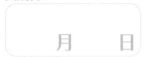

脳活ポイント

思考力と想起力を磨く！

４つの二字熟語に共通する漢字を探すのに必要な思考力や想像力・洞察力や、漢字を思い出す想起力が養われると考えられます。また、漢字力や語彙力を向上させる効果も期待できるでしょう。

目標時間

50代まで	60代	70代以上
25分	35分	45分

正答数	かかった時間
／34問	分

⑱
	音	
購		書
	点	

⑲
	主	
風		重
	裁	

⑳
	比	
軽		直
	先	

㉑
	公	
訂		夢
	直	

㉒
	拡	
寛		衆
	事	

㉓
	複	
混		魚
	炊	

㉔
	提	
子		給
	養	

㉕
	地	
川		着
	昇	

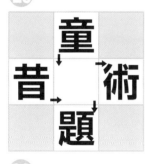

㉖
	童	
昔		術
	題	

㉗
	光	
説		白
	暗	

㉘
	空	
自		案
	筋	

㉙
	樹	
流		点
	雨	

㉚
	研	
改		得
	行	

㉛
	野	
国		居
	肌	

㉜
	灯	
舞		所
	風	

㉝
	京	
首		度
	合	

⑱〜㉝のリスト

正　聖　読　修　人　上　話
台　腹　君　供　体　鳥　大
雑　氷　率　都　明　子

㉞ 四字熟語の答え

答え

解答
⑱読、⑲体、⑳率、㉑正、㉒大、㉓雑、㉔供、㉕上、㉖話、㉗明、㉘腹、
㉙氷、㉚修、㉛鳥、㉜台、㉝都、㉞＜四字熟語の答え＞聖人君子

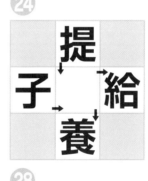

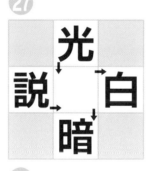

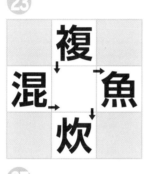

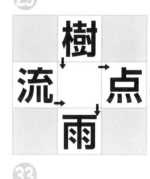

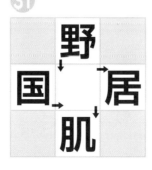

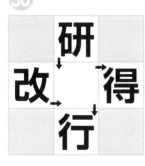

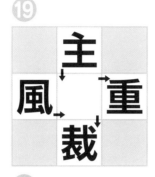

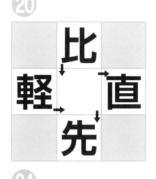

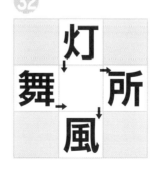

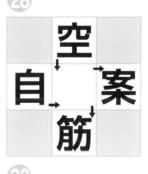

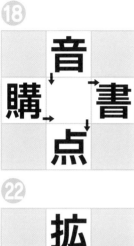

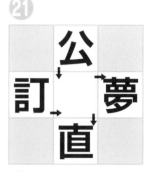

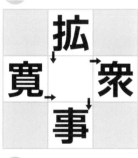

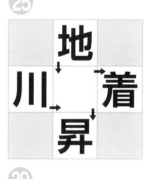

15日目 漢字ジグザグクロス

実践日

月　　日

難易度⑤★★★★★

リストの熟語を使って空白のマスを埋め、A～D、E～Hのマスの漢字で四字熟語を作ってください。各熟語の1文字めは数字のマスに、2文字め以降は1つ前の文字と上下左右に隣接するマスに入ります。

●例題 ※解答は85ページをご覧ください

1 国		2 荘	
4 滅			
5 日			3 民

リスト

1 国立公園
2 荘園領主
3 民主主義
4 滅私奉公
5 日本国民

「国立公園」に着目すると、「立」「公」は、このマスにしか入らないことがわかります。
「滅私奉公」の「私奉」、「日本国民」の「本国」もすぐ決まります。
「荘園領主」の「園」は、「国立公園」と共通なので、ここに決まります。
「領」は「園」の右と下の2通りが考えられますが、右に入れると「民主主義」が入らなくなるので、下に決まります。
このようにして、すべてのマスを埋めていきます。

●考え方

1 国	立	2 荘	
4 滅	公		
5 日			3 民

→

1 国	立	2 荘	
4 滅	公		
私	奉		
5 日	本	国	3 民

→

1 国	立	2 荘	
4 滅	公	園	
私	奉		
5 日	本	国	3 民

→

1 国	立	2 荘	
4 滅	公	園	
私	奉	領	
5 日	本	国	3 民

①

答え

A	B	C	D

1 天	A	2 予			3 大		4 外	
5 決			6 被			C	7 丁	
8 受			9 誇	10 活				
11 透					12 徹		13 観	
14 小		15 間		16 想				
B		17 名			18 問			19 球
20 万			21 喫			22 解		
23 四			24 茶			25 機		D
26 真				27 色				

リスト

1 天気予報
2 予防線
3 大言壮語
4 外柔内剛
5 決算報告
6 被害甚大
7 丁寧語
8 受胎告知
9 誇大妄想
10 活用語尾
11 透明人間
12 徹底抗戦
13 観測気球
14 小宇宙
15 間奏曲
16 想定問答
17 名曲喫茶
18 問題意識
19 球技大会
20 万葉仮名
21 喫煙所
22 解答用紙
23 四角四面
24 茶褐色
25 機会均等
26 真正面
27 色紙餅

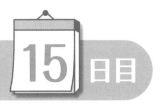

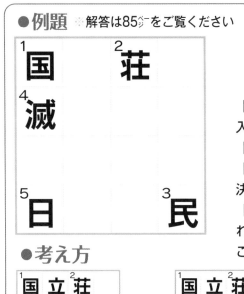

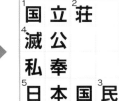

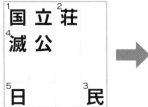

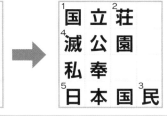

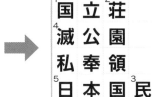

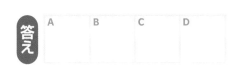

脳活ポイント

語彙力と直感力を圧倒的に強化!

数十個の三字熟語・四字熟語が用いられているので、語彙力の鍛錬に役立つとともに、直感力・判断力・思考力が圧倒的に強化されます。初めてだと難しく感じますが、解き方がわかるととても面白いパズルです。

目標時間

50代まで	60代	70代以上
30分	40分	50分

正答数 かかった時間

／2問 分

2

答え A B C D E F G H

1 真		2 天		A	3 上	4 前				5 標	D	6 音			
7 間		8 路				9 室		10 壁	G	11 管			12 唐		13 木
14 整			15 駐		16 地	17 断			18 頭				19 屋		
		20 乗			21 道	H	22 一		23 卒				24 台		
25 一		26 正			27 家			28 全		29 常	F	30 漢			31 過
	32 円		33 角			34 品				35 十		36 字			
37 一	E	38 劇		39 大			40 苦		41 霊			42 国			43 数
44 代	45 家		46 青	47 柳						48 武		49 土			B
		50 産		51 腰		52 着		53 艱	54 円				55 画		56 処
57 不		58 電					59 地		60 避	61 絶			62 洪		
				63 品					C			64 前			

リスト

1 真実一路
2 天上無上
3 上下水道
4 前代未聞
5 標題音楽
6 音信不通
7 間一髪
8 路上駐車
9 室内壁
10 壁新聞
11 管弦楽団
12 唐変木
13 木造家屋
14 整理整頓
15 駐屯地
16 地下室
17 断崖絶壁
18 頭脳集団
19 屋台骨
20 乗車拒否
21 道案内
22 一兵卒
23 卒業文集
24 台風一過
25 一世一代
26 正三角形
27 家内安全
28 全身全霊
29 常用漢字
30 漢文訓読
31 過半数
32 円形劇場
33 角砂糖
34 品質保全
35 十文字
36 字幕放送
37 一実円頓
38 劇作家
39 大豆製品
40 苦心惨憺
41 霊峰富士
42 国土計画
43 数理統計
44 代理出産
45 家出娘
46 青柳腰
47 柳葉細辛
48 武士道
49 土木工学
50 産業革命
51 腰巾着
52 着陸地点
53 艱難辛苦
54 円軌道
55 画像処理
56 処世術
57 不満分子
58 電子部品
59 地平線
60 避難所
61 絶滅寸前
62 洪積世
63 品評会
64 前衛芸術

※解答は85ページをご覧ください

16日目

四字熟語ブロック

実践日

月　日

難易度③★★★☆☆

各問に６個の四字熟語を構成する24個の漢字がブロックごとに隠れています。それぞれの四字熟語ごとに線で囲み、隠れている６個の四字熟語を解答欄にすべて書き出してください。

❶

死	告	自	業	得	出
老	布	戦	自	満	変
不	不	宣	順	風	態
客	来	千	万	帆	百

①
②
③
④
⑤
⑥

❷

奮	闘	戦	国	無	双
労	疲	力	大	士	裂
憊	試	撫	和	子	滅
困	錯	行	誤	支	離

①
②
③
④
⑤
⑥

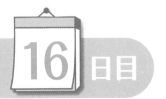

脳活ポイント

直感力や注意力が向上！

縦４マス×横６マスに並んだ漢字の中から四字熟語を探し出すことで、直感力や注意力が著しく向上します。また、語彙力や想起力を鍛える効果も大いに期待できます。

目標時間

50代まで	60代	70代以上
15分	20分	30分

正答数 ／24問

かかった時間 分

③

々	敵	逃	前	亡	落
意	気	無	天	衣	着
揚	愛	相	縫	一	件
思	相	秘	基	密	地

①
②
③
④
⑤
⑥

④

無	一	舌	先	寸	腑
唯	二	三	四	五	臓
八	九	字	語	六	星
中	十	熟	北	七	斗

①
②
③
④
⑤
⑥

※解答は86ページをご覧ください

17日目 体の部位当てドリル

実践日

月　日

難易度③★★★☆☆

①～㉚の文の中には空欄が１ヵ所あり、そこには体の部位に当たる漢字が１文字入ります。下にあるヒントの漢字のどれか１つを用いて、文を成立させてください。リストの漢字はそれぞれ１度しか使いません。

①～⑮のリスト

手　顔　耳　肝（きも）　胴（どう）　目　膝（ひざ）　肩
腰　腹　肌　舌　腕　首　歯

① あの時は□から火が出るほど恥ずかしい思いをした。

② 応援している俳優の話題が出て、思わず□を乗り出す。

③ 私も腕相撲は強い方だが、彼には□が立たない。

④ 父の誕生日なので、□によりをかけて料理を作ろう。

⑤ この旅館はかゆい所に□が届くもてなしだ。

⑥ 暗がりで急に声をかけられて□をつぶした。

⑦ 後には引き下がれないので□をくくるしかない。

⑧ □を長くしてよい知らせを待っている。

⑨ 先生にいつも同じ注意を受けて□が痛い。

⑩ 身を切るような寒さに思わず□震いした。

⑪ 叔父は誰に対しても□が低い。

⑫ 若い人と話して、時代の移り変わりを□で感じた。

⑬ この掛け軸のよさがわかるとは、さすがにお□が高い。

⑭ □のこらないコメディー映画を観に行った。

⑮ 彼は誠実なふりをしているが、陰で□を出している。

解答 ①顔、②膝、③歯、④腕、⑤手、⑥肝、⑦腹、⑧首、⑨耳、⑩胴、⑪腰、⑫肌、⑬目、⑭肩、⑮舌

脳活ポイント

記憶力がたくましくなる

何気なく使っている日常会話には、体の部位を比喩的に用いる言い回しが数多くあります。改めて文章で見たときに正確に思い出せるかどうか、記憶力を鍛えましょう。使い慣れていない言葉は覚えてください。

目標時間

50代まで	60代	70代以上
25分	30分	35分

正答数　／30問　かかった時間　分

⑯～㉚のリスト

臍（へそ）　顔　鼻　手　肩　瞼（まぶた）　腰　首
脇　舌　頭　口　腹　歯　指

⑯後ろ□をさされない生き方をしてきたつもりだ。

⑰彼は気に入らないことがあるとすぐに□を曲げる。

⑱数回の転職を経て、今の会社に□を落ち着けている。

⑲議論を再開するのは□を冷やしてからにしましょう。

⑳彼女と話すのは楽しいが、ときどき自慢話が□につく。

㉑昨日から寝不足で□が落ちそうだ。

㉒新商品の紹介は□が回る部下に任せよう。

㉓選挙で落選し、応援してくれた人に合わせる□がない。

㉔彼は□が堅いから、うわさを広めたりしないだろう。

㉕昇進が決まり、彼は□で風を切って歩いている。

㉖細かいところで□を抜くと事故につながるよ。

㉗あまりに理不尽なことに□の虫が治まらない。

㉘妹は何にでも□を突っ込むが、あきるのも早い。

㉙□が浮くようなお世辞は聞きたくない。

㉚この美術館は警備体制の□が甘い。

解答　⑯指、⑰臍、⑱腰、⑲頭、⑳鼻、㉑瞼、㉒舌、㉓顔、㉔口、㉕肩、㉖手、㉗腹、㉘首、㉙歯、㉚脇

18日目 ことわざ間違い探し

実践日
月　日

難易度3★★★☆☆

①～㉔には、身近に使われる慣用句・ことわざが並んでいますが、それぞれ1ヵ所、間違った漢字が使われています。その間違った漢字を見極めて、正しい漢字に改めてください。

① 寝返りを断つ　誤　正▶

② 人の不運は蜜の味　誤　正▶

③ 好時魔多し　誤　正▶

④ 前に出る者はいない　誤　正▶

⑤ 姉女房は身代の宝　誤　正▶

⑥ 往生極が悪い　誤　正▶

⑦ 姑の仇を孫が討つ　誤　正▶

⑧ 深い闇は静かに流れる　誤　正▶

⑨ 血も肉もない　誤　正▶

⑩ 門前拾いを食う　誤　正▶

⑪ 火花を荒らす　誤　正▶

⑫ 黒くもない腹を探られる　誤　正▶

解答 ①断→打、②運→幸、③時→事、④前→右、⑤宝→楽、⑥極→際、⑦孫→嫁、⑧闇→川、⑨肉→涙、⑩拾→払、⑪荒→散、⑫黒→痛

脳活ポイント

注意力が研ぎ澄まされる

文章を正確に読み取る練習で、注意力が研ぎ澄まされます。流し読みのクセがついていると、間違いになかなか気づけないでしょう。何回も問題文を読めば、間違い箇所が自然と浮き上がって見えます。

目標時間

50代まで	60代	70代以上
15分	20分	25分

正答数 ／24問　かかった時間 分

⑬ 血は油よりも濃い　誤［　］正▶［　］

⑭ 笑いは百薬の調　誤［　］正▶［　］

⑮ 友と酒は苦いほうがいい　誤［　］正▶［　］

⑯ 膝頭が熱くなる　誤［　］正▶［　］

⑰ 看守に偽りあり　誤［　］正▶［　］

⑱ 神は二物を与えず　誤［　］正▶［　］

⑲ 労多くして好少なし　誤［　］正▶［　］

⑳ 職を持って知る親の恩　誤［　］正▶［　］

㉑ 門前一を成す　誤［　］正▶［　］

㉒ 世間知らずの高貴　誤［　］正▶［　］

㉓ 顔から歯が出る　誤［　］正▶［　］

㉔ 大男金と力はなかりけり　誤［　］正▶［　］

解答　⑬油→水、⑭調→長、⑮苦→古、⑯膝→目、⑰守→板、⑱神→天、⑲好→功、⑳職→子、㉑一→市、㉒貴→枕、㉓歯→火、㉔大→色

19日目 三字熟語クイズ

実践日

月　日

難易度③★★★☆☆

❶にある12文字の漢字をすべて使って、４つの三字熟語を作ってください。解答欄は、①～④となっていますが、順不同です。❷～❻も同様に、12文字の漢字をすべて使って、４つの三字熟語を作ってください。

❶

宿　種　記　温
排　業　遊　水
溝　泉　異　西

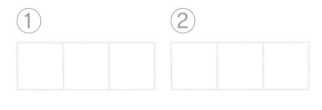

① □□□　② □□□
③ □□□　④ □□□

❷

生　占　世　花
文　星　頭　言
術　字　迷　落

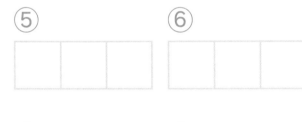

⑤ □□□　⑥ □□□
⑦ □□□　⑧ □□□

❸

入　作　物　鳥
千　為　飲　学
食　式　無　足

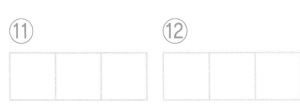

⑨ □□□　⑩ □□□
⑪ □□□　⑫ □□□

解答　❶①～④異業種・温泉宿・西遊記・排水溝、❷⑤～⑧落花生・世迷言・頭文字・占星術、❸⑨～⑫飲食物・入学式・千鳥足・無作為

脳活ポイント

前頭前野を養い集中力が向上!

答えとなる三字熟語を思い出すために脳の想起力が鍛えられるほか、集中してどんどん取り組めるので、脳の司令塔である前頭前野の活性化にも役立ち、漢字力が強まる効果も期待できます。

目標時間

50代まで	60代	70代以上
25分	35分	45分

正答数　／24問

かかった時間　分

4

周	住	山	他
子	人	病	食
衣	案	事	歯

⑬ □□□　⑭ □□□

⑮ □□□　⑯ □□□

5

着	運	走	防
馬	義	会	金
灯	援	寒	動

⑰ □□□　⑱ □□□

⑲ □□□　⑳ □□□

6

降	膜	屋	高
中	隔	船	年
薬	形	横	圧

㉑ □□□　㉒ □□□

㉓ □□□　㉔ □□□

解答
④⑬～⑯衣食住・案山子・歯周病・他人事、⑤⑰～⑳運動会・義援金・走馬灯・防寒着、
⑥㉑～㉔横隔膜・降圧薬・中高年・屋形船

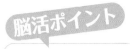

20日目 漢字ピックアップ

実践日

月　日

難易度 4 ★★★★☆

各問、3×3マスの中に漢字が1字ずつ入っていて、全部で9つの漢字が提示されています。この漢字を指定された個数分拾い上げ、上に示されているテーマに沿った名前や言葉を解答欄に書いてください。

日本の寺院の通称名

① 5文字

寺	本	池
門	作	今
形	海	上

答え

② 5文字

間	竹	十
三	四	五
村	堂	三

答え

③ 5文字

釈	中	大
栗	柴	帝
又	綿	天

答え

NHK紅白歌合戦で歌われた曲名

④ 5文字

面	踏	葉
草	夏	仮
舞	一	会

答え

⑤ 5文字

生	三	筆
高	修	校
字	年	男

答え

⑥ 4文字

白	札	引
赤	負	宣
言	関	晩

答え

紙幣に肖像画として描かれた人物名

⑦ 4文字

伸	聖	井
子	藤	太
徳	犬	宮

答え

⑧ 4文字

口	広	世
昭	野	能
英	隆	島

答え

⑨ 4文字

林	退	活
板	口	手
鈴	垣	助

答え

解答 ①池上本門寺、②三十三間堂、③柴又帝釈天、④仮面舞踏会、⑤高校三年生、⑥関白宣言、⑦聖徳太子、⑧野口英世、⑨板垣退助

脳活ポイント

目で見る力と記憶力を養う

各問にある９つの漢字から答えに使う漢字を見極めなければならないため、目で見る力や記憶力が養われます。また、テーマから連想して思い出す力も鍛えられると考えられます。

目標時間

50代まで	60代	70代以上
15分	20分	25分

正答数 ／18問　かかった時間 分

日本の世界遺産名

⑩ 5文字

諸	場	笠
金	小	島
原	佐	宗

答え

⑪ 4文字

石	神	廊
社	東	島
回	厳	川

答え

⑫ 3文字

分	城	路
桃	会	山
姫	守	都

答え

時代劇の中心的登場人物名

⑬ 4文字

川	雪	幕
末	豊	宗
吉	和	徳

答え

⑭ 4文字

助	忠	横
岡	中	介
白	大	相

答え

⑮ 4文字

文	主	分
川	頭	村
中	細	水

答え

中華料理店で目にするメニュー名

⑯ 4文字

唐	腐	基
仁	煮	杏
納	丁	豆

答え

⑰ 3文字

味	真	飯
天	寿	田
焼	満	津

答え

⑱ 3文字

昇	門	茶
八	烏	宝
龍	枚	小

答え

解答 ⑩小笠原諸島、⑪厳島神社、⑫姫路城、⑬徳川吉宗、⑭大岡忠相、⑮中村主水、⑯杏仁豆腐、⑰天津飯、⑱烏龍茶

21日目 漢字ジグソー

実践日

月　日

難易度④★★★★☆

１つの漢字を３つのピースに分けています。それぞれ組み合わせ、❶～❸・❽～❿は漢字１字、❹・❺・⓫・⓬は二字熟語、❻・❼・⓭・⓮は三字熟語で答えてください。ピースの外枠は太線で示されています。

❶
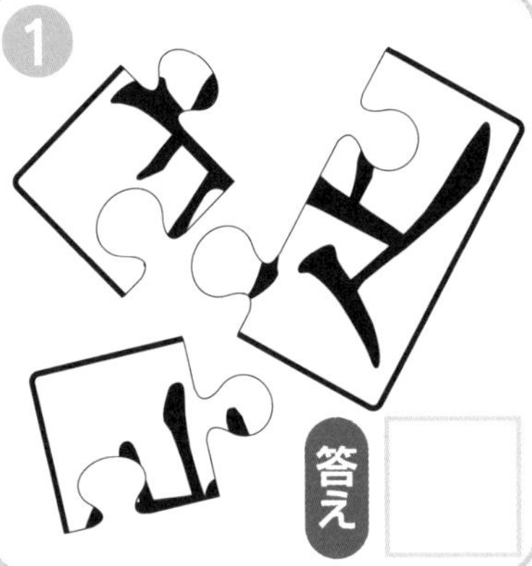
答え

❷
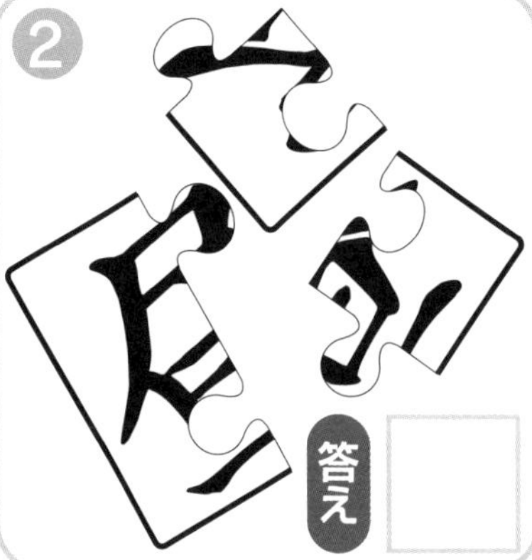
答え

❸
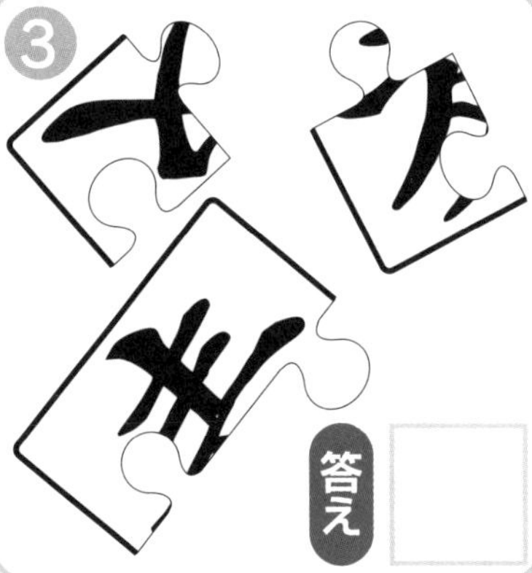
答え

❹
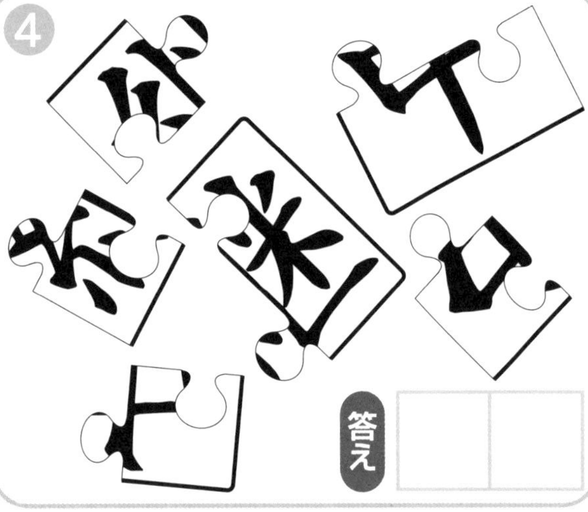
答え

❺
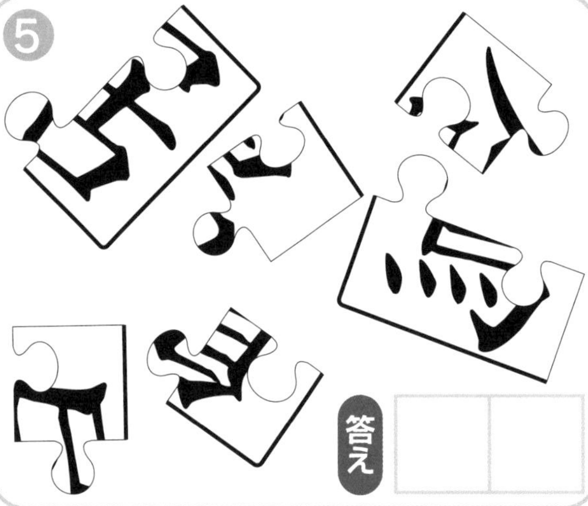
答え

❻
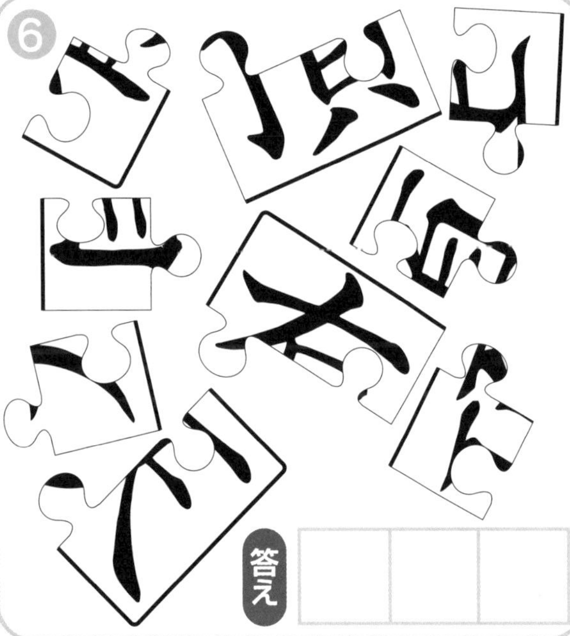
答え

❼
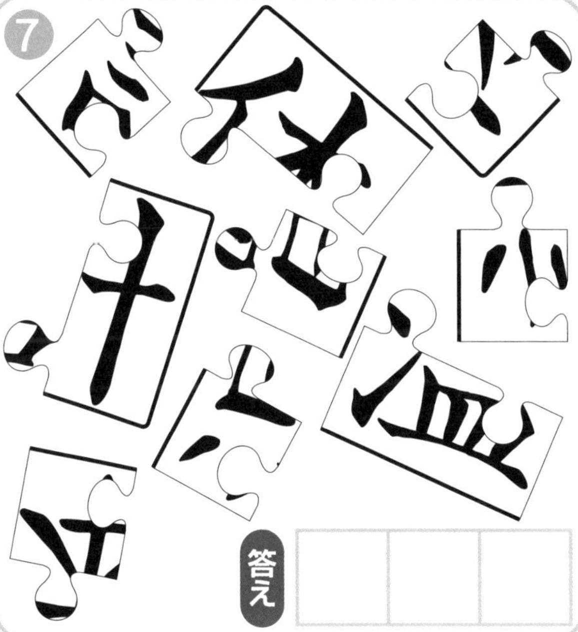
答え

解答　❶走、❷昼、❸素、❹中継、❺鳥居、❻有頂天、❼体温計

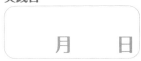

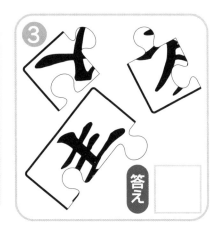

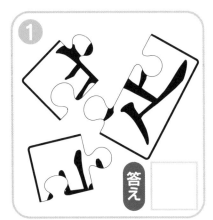

脳活ポイント

直感力も漢字力も鍛える!

頭の中で完成図をイメージしたり、ピースの組み合わせを直感的に判断したりするため、イメージ力や直感力を担う右脳の活性化に役立つほか、想起力・判断力も養われます。

目標時間

50代まで	60代	70代以上
15分	20分	25分

正答数　　／14問

かかった時間　　分

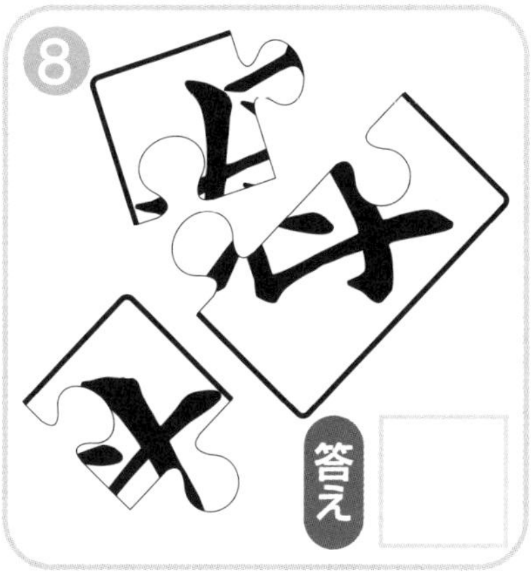
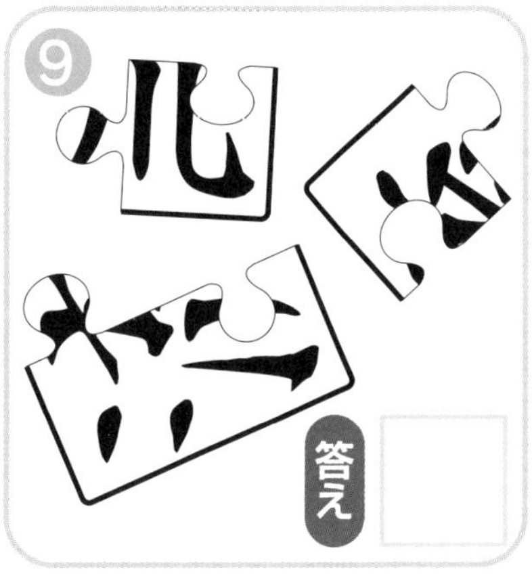
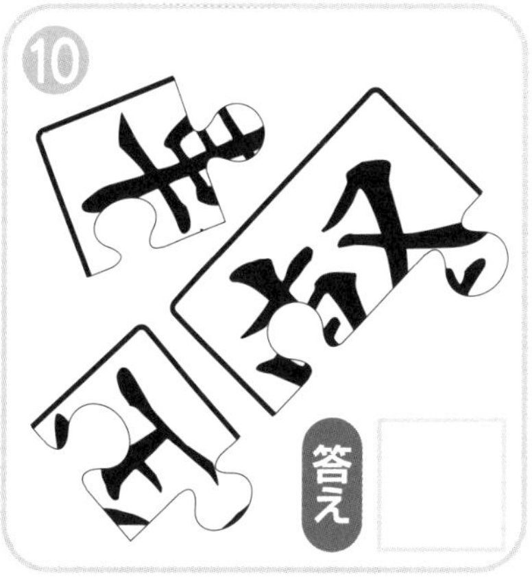
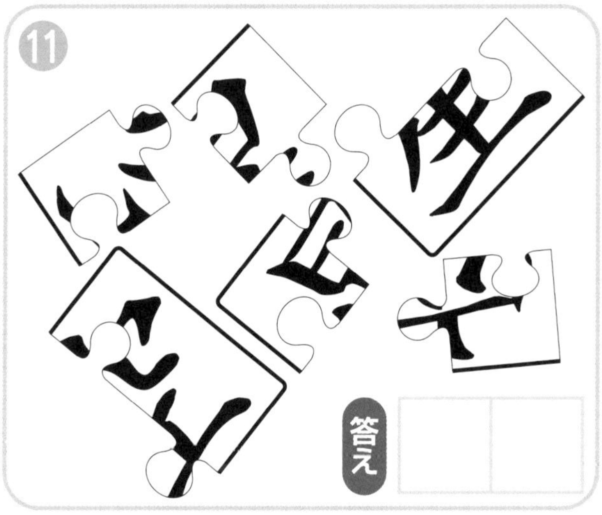
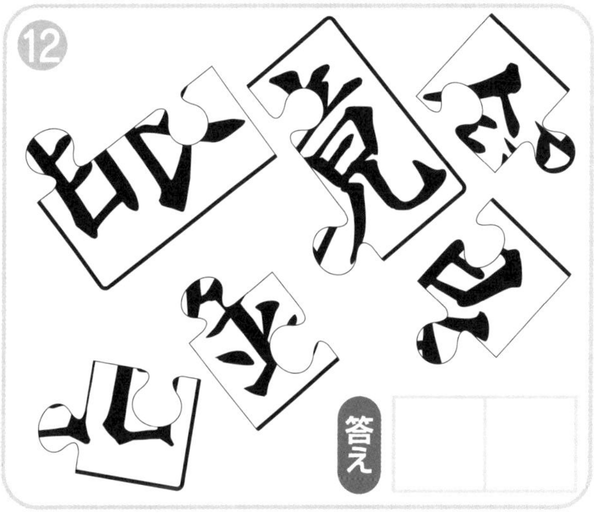
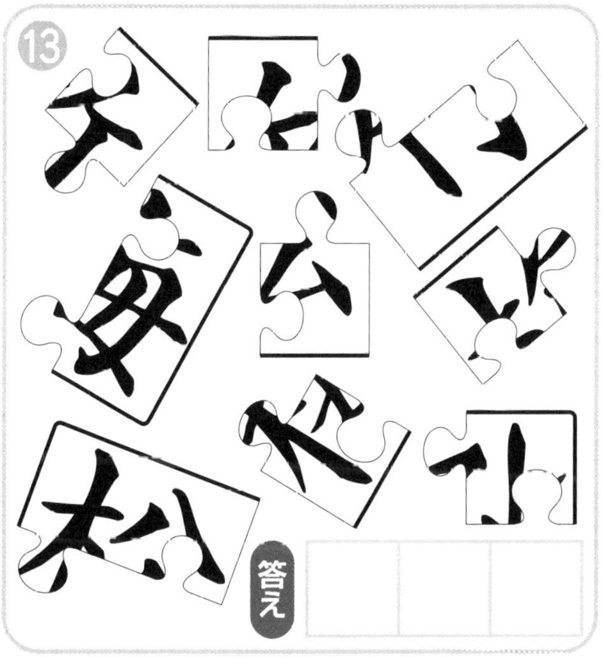
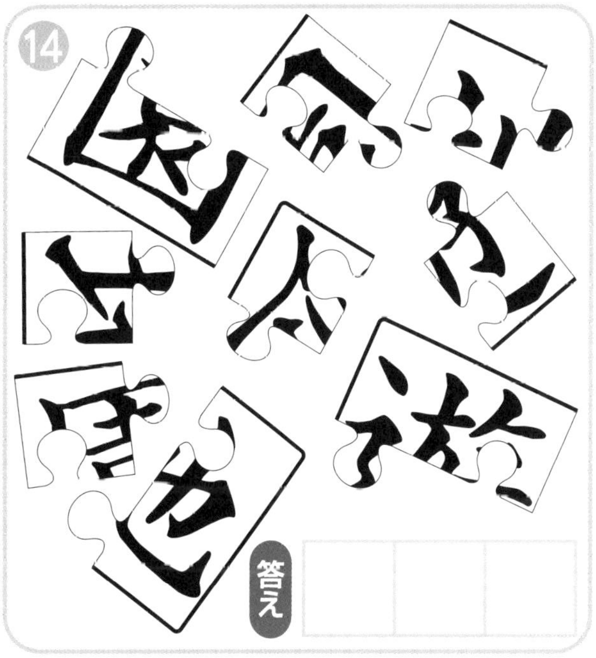

解答 ⑧母、⑨流、⑩軽、⑪星空、⑫眼鏡、⑬松竹梅、⑭遊園地

22日目

熟語神経衰弱

実践日　月　日

難易度4 ★★★★☆

各問、同じ読み方をする２つの熟語が数組隠れています。それぞれ、何組隠れているかを答えてください。マスが黒い部分の熟語はヒントで、同じ読み方をする熟語が必ずあります。

①　答え　　組

思	考	強	対	意
賞	技	引	岸	地
賛	術	首	助	手
夜	道	尾	勝	算
口	数	女	王	必
体	験	維	由	要
社	守	持	来	大
会	備	歯	垢	願

②　答え　　組

理	工	合	落	札
学	羽	計	自	由
期	毛	窓	野	運
注	意	口	原	命
横	着	脱	走	産
催	事	利	口	声
促	由	楽	誤	記
語	気	器	最	速

③　答え　　組

医	師	勧	漢	法	色	気
長	物	善	語	則	退	酸
完	事	実	食	事	社	化
全	身	体	起	危	意	味
代	謝	物	立	機	進	退
参	加	腰	念	願	意	志
規	吸	収	労	働	看	結
律	住	所	機	器	護	果

④　答え　　組

営	団	発	会	包	同	期
欲	目	声	費	装	甘	報
放	漢	和	英	断	美	告
送	感	作	粉	雪	口	語
末	情	文	交	勘	定	出
知	遠	足	互	動	回	張
緩	信	闘	志	機	避	発
和	号	投	資	完	備	生

解答 ①5組、②5組、③8組、④10組

脳活ポイント

記憶力・集中力が半端なくつく

読み方を覚えながら、数多くの漢字の中からペアを探すドリルで、記憶力も集中力もかなり必要になり、続ければ半端なく鍛えられます。正解すれば達成感が得られ、脳全体が非常に活性化されます。

目標時間

50代まで	60代	70代以上
30分	40分	50分

正答数 ／8問　かかった時間 分

❺ 答え　組

反	故	代	在	宅
自	給	理	収	波
出	町	名	支	紋
世	引	退	地	所
民	破	門	玄	関
芸	門	前	保	長
終	始	家	護	命
辞	書	計	持	久

❻ 答え　組

移	行	進	血	館
植	自	少	行	主
結	賛	年	亢	進
構	経	緯	勤	労
未	完	点	正	念
棄	権	呼	旗	危
敬	持	看	色	険
意	参	守	衣	食

❼ 答え　組

未	退	行	才	気	社	要
来	説	体	女	装	員	領
清	法	操	実	演	技	道
算	自	首	行	助	数	徳
寸	志	用	量	走	奇	時
思	果	対	抗	再	起	代
案	物	縁	生	所	女	心
次	代	起	産	得	社	印

❽ 答え　組

駐	視	口	車	野	菜	頭
車	覚	合	意	支	配	寒
運	賃	講	演	長	促	進
車	間	山	先	崎	注	射
図	鑑	地	着	破	産	公
歓	薄	陥	落	剥	離	園
楽	利	白	欲	主	自	白
産	地	衣	望	張	資	格

解答 ❺6組、❻8組、❼8組、❽7組

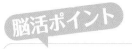

23日目 チラリ四字熟語

実践日

月　日

難易度③★★★☆☆

各問、漢字が４個バラバラに並んでいますが、漢字の一部分しか見えていません。それぞれの漢字を推測し、四字熟語になるよう並べ替えてください。各ページのリストにある36文字の漢字が使われています。

①〜⑨のリスト

廉	音	断	繚	必	同	潔	冠	触	雷	疾	誇
想	花	口	大	葬	衰	優	即	乱	盛	迅	祭
一	柔	異	白	百	清	婚	者	妄	風	発	不

①
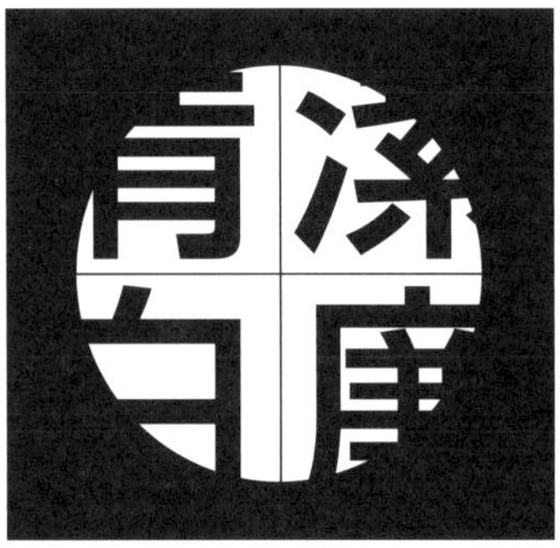
答え

②
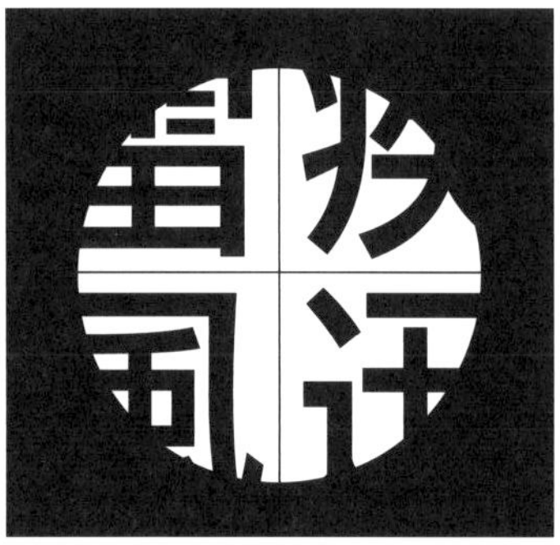
答え

③
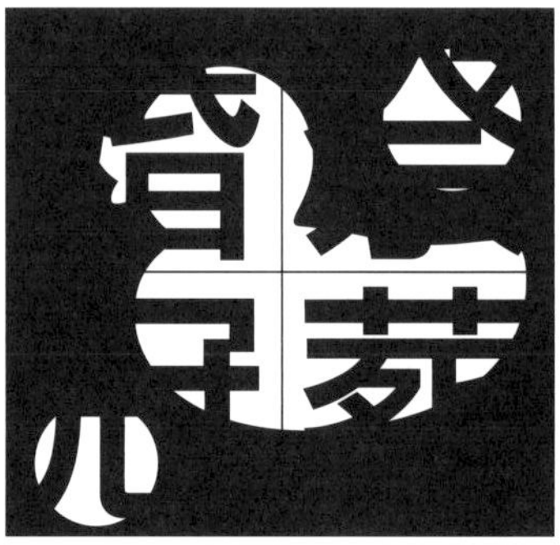
答え

④
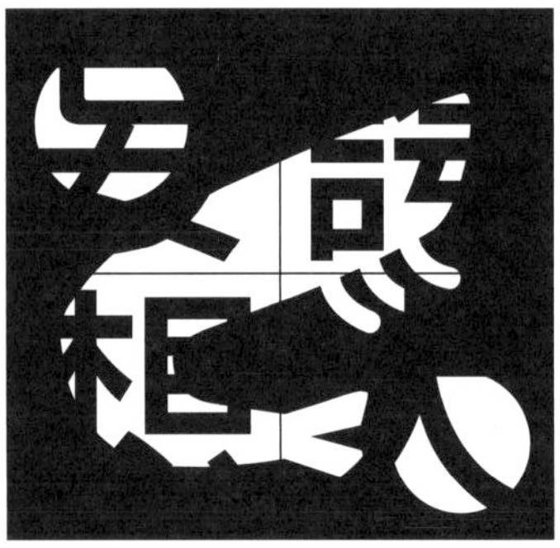
答え

⑤
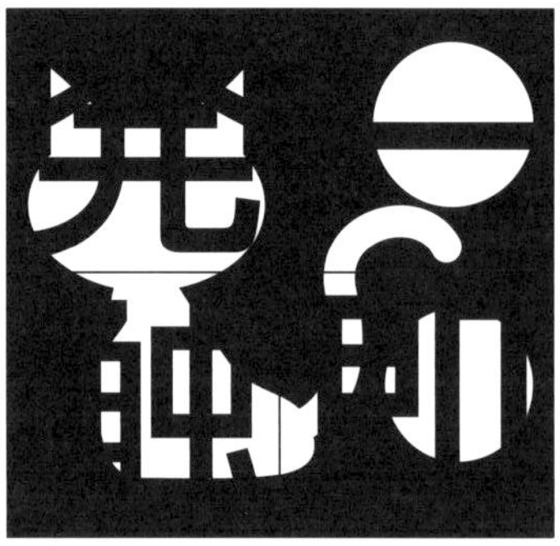
答え

⑥
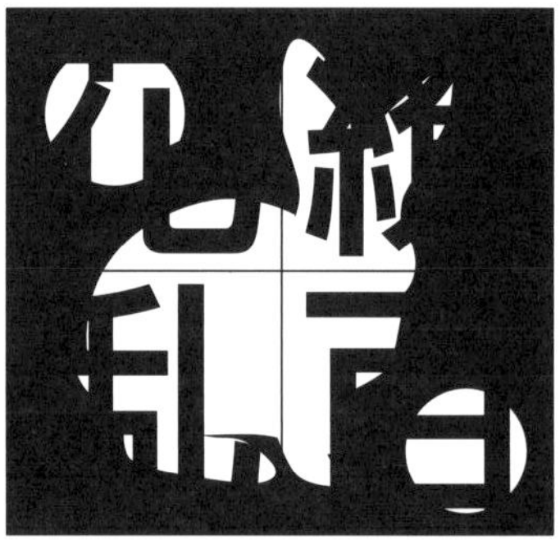
答え

⑦
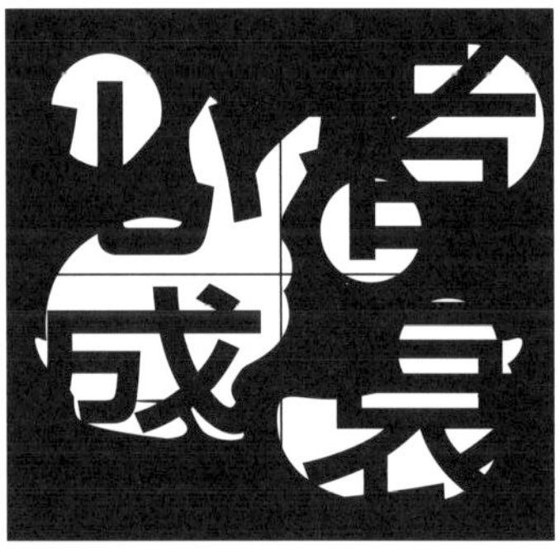
答え

⑧
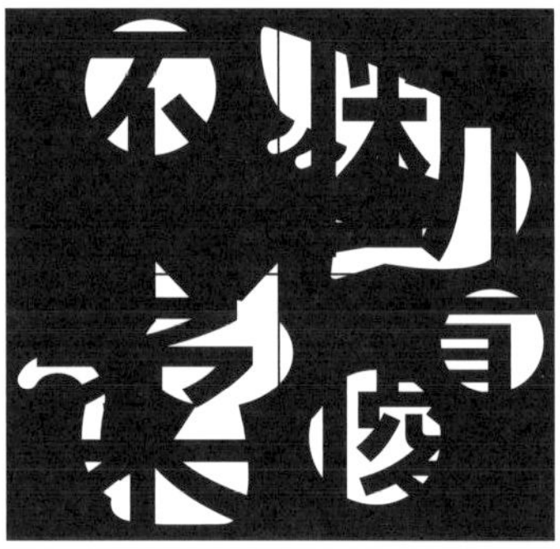
答え

⑨
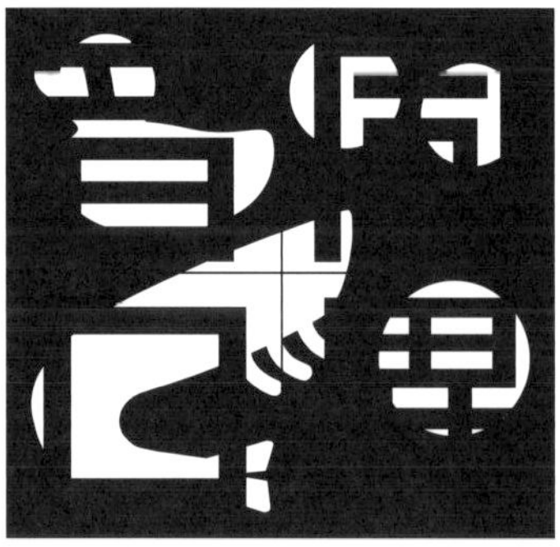
答え

解答 ①清廉潔白、②疾風迅雷、③冠婚葬祭、④誇大妄想、⑤一触即発、⑥百花繚乱、⑦盛者必衰、⑧優柔不断、⑨異口同音

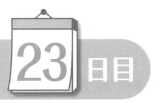

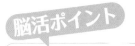

脳活ポイント

想起力やイメージ力を鍛錬

穴からチラリと見えている４つの漢字から全体を推測することで、脳のイメージ力や想起力が鍛えられます。また、注意力や推理力、直感力を養うこともできると考えられます。

目標時間

50代まで	60代	70代以上
20分	25分	30分

正答数　／18問

かかった時間　分

⑩〜⑱のリスト

売 林 報 分 勢 四 五 肉 応 奇 大 大
多 中 仲 断 楚 外 利 霧 酒 敵 果 歌
想 義 力 油 薄 因 面 天 里 名 池 伯

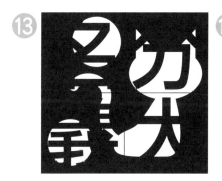

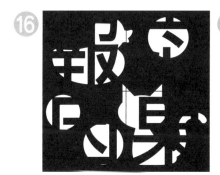

⑩
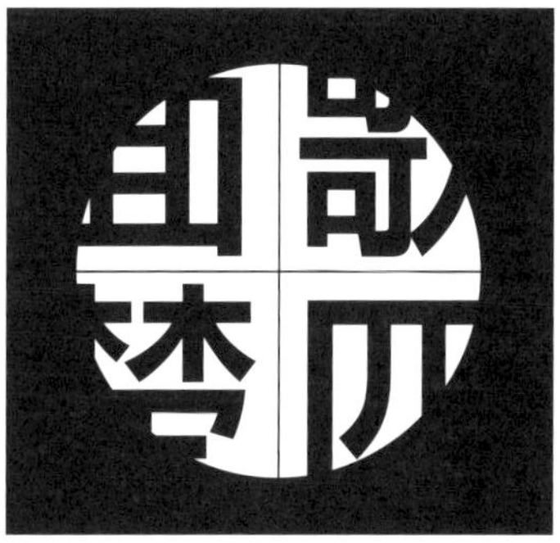
答え

⑪
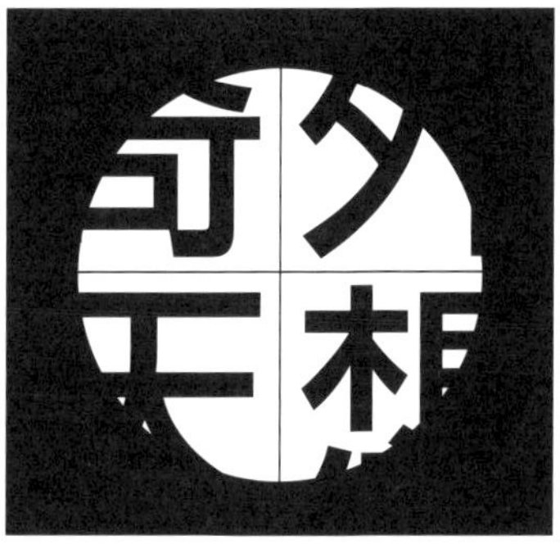
答え

⑫
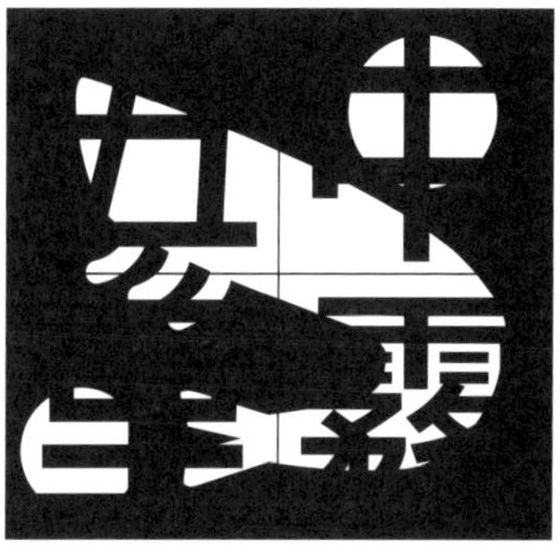
答え

⑬

答え

⑭
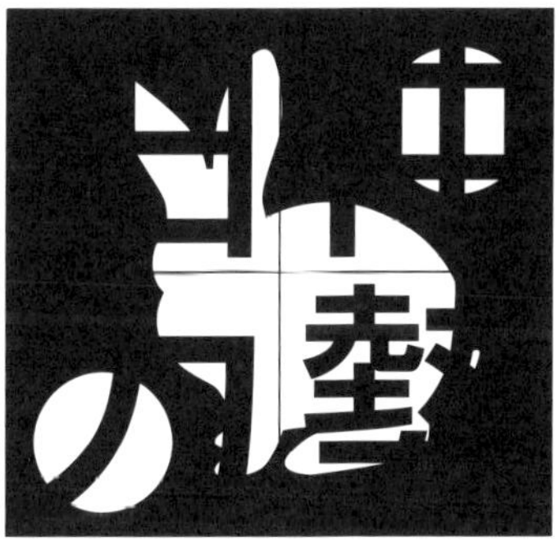
答え

⑮
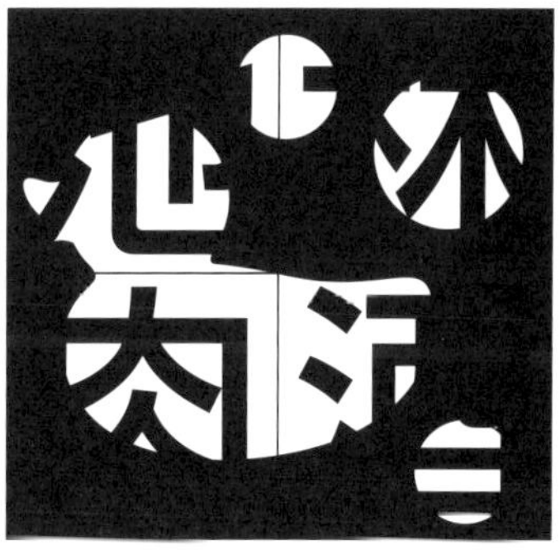
答え

⑯

答え

⑰
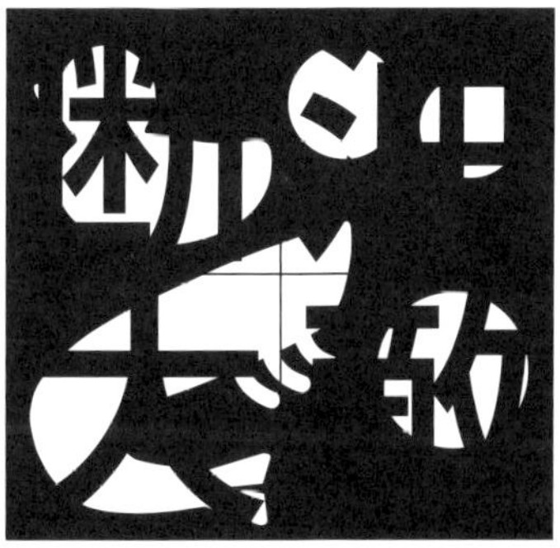
答え

⑱
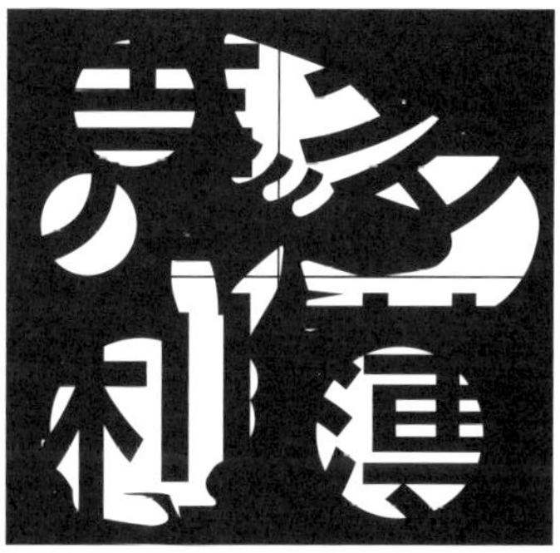
答え

解答 ⑩四面楚歌、⑪奇想天外、⑫五里霧中、⑬大義名分、⑭勢力伯仲、⑮酒池肉林、⑯因果応報、⑰油断大敵、⑱薄利多売

24日目 穴うめ漢数字

実践日

月　日

難易度 4 ★★★★☆

①～㉜の□に漢数字を入れ、言葉や人名、場所名を完成させてください。このページに用いるすべての漢数字とその個数は上に提示しています。下のチェック欄には、使った漢数字の個数を書き入れてください。

①～⑯で使う漢数字とその個数

一	4回	二	3回	三	3回	四	3回	五	1回
六	1回	七	1回	八	2回	九	1回	十	7回

① □百長

② 好色□代男

③ 北斗□星

④ □寒□温

⑤ □年□昔

⑥ □日坊主

⑦ □重□□重

⑧ □大事

⑨ □苦□苦

⑩ 真田□勇士

⑪ □分□裂

⑫ □□指腸潰瘍

⑬ 紙□重

⑭ 坂本□

⑮ 冠位□□階

⑯ 富嶽□□□景

チェック欄

一		二		三		四		五	
六		七		八		九		十	

解答

①八百長、②好色一代男、③北斗七星、④三寒四温、⑤十年一昔、⑥三日坊主、⑦十重二十重、⑧一大事、⑨四苦八苦、⑩真田十勇士、⑪四分五裂、⑫十二指腸潰瘍、⑬紙一重、⑭坂本九、⑮冠位十二階、⑯富嶽三十六景

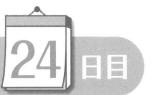

脳活ポイント

記憶をしっかり固定し鍛える

人物名や地名、ことわざなどに含まれている漢数字は、長い間使わないでいるとあやふやになってしまいます。再度、このドリルで記憶をしっかり固定しましょう。くり返して思い出し、記憶力を高めます。

目標時間

50代まで	60代	70代以上
20分	25分	30分

正答数　／32問

かかった時間　分

⑰～㉜で使う漢数字とその個数

一	3回	二	1回	三	4回	四	6回	五	2回
六	1回	七	1回	八	1回	九	1回	千	3回

⑰ □秋楽

⑱ 兼□園

⑲ □谷焼

⑳ □行半

㉑ □月馬鹿

㉒ 舌先□寸

㉓ □難□苦

㉔ □里霧中

㉕ □捨□入

㉖ 姿□□郎

㉗ □角□面

㉘ □騎当□

㉙ □方□両損

㉚ 天草□郎時貞

㉛ □夜□夜物語

㉜ 藤子·F·不□雄

チェック欄

一		二		三		四		五	
六		七		八		九		千	

解答　⑰千秋楽、⑱兼六園、⑲九谷焼、⑳三行半、㉑四月馬鹿、㉒舌先三寸、㉓七難八苦、㉔五里霧中、㉕四捨五入、㉖姿三四郎、㉗四角四面、㉘一騎当千、㉙三方一両損、㉚天草四郎時貞、㉛千夜一夜物語、㉜藤子・F・不二雄

25日目 漢字結び四字熟語

実践日

月　　日

難易度❹★★★★☆

Ａ～Ｄ群、Ｅ～Ｈ群の囲みの中にある漢字をそれぞれ１字ずつ、順に結びつけて、合計で12個の四字熟語を作ってください。Ａ～Ｄ群、Ｅ～Ｈ群の漢字は１回ずつ、すべて用います。解答は順不同です。

Ａ群		Ｂ群		Ｃ群		Ｄ群	
平	奇	田	画	北	引	西	外
空	八	工	今	投	天	合	頭
我	意	身	想	低	自	人	倒
自	画	竜	前	美	絶	後	馬
南	同	船	末	東	異	睛	曲
本	古	方	気	点	転	水	賛

	Ａ群	Ｂ群	Ｃ群	Ｄ群
❶				
❷				
❸				
❹				
❺				
❻				

	Ａ群	Ｂ群	Ｃ群	Ｄ群
❼				
❽				
❾				
❿				
⓫				
⓬				

解答 ❶～⓬古今東西・平身低頭・南船北馬・画竜点睛・同工異曲・我田引水・本末転倒・八方美人・空前絶後・奇想天外・自画自賛・意気投合

脳活ポイント

ひらめきと直感力が磨かれる

漢字ひとつ一つを見ると、さまざまな熟語が浮かんでくると思いますが、それぞれを関連付けて熟語にするには、ひらめきが不可欠です。パッと見てどれとどれが結びつきそうか、直感力を磨きましょう。

目標時間

50代まで	60代	70代以上
15分	25分	30分

正答数 ／24問

かかった時間 分

E群		F群		G群		H群	
無	栄	承	光	三	万	改	消
二	周	章	枯	盛	一	貫	文
電	起	人	令	乾	狼	燥	狽
前	終	束	味	霧	馬	火	食
牛	千	散	差	未	暮	結	別
朝	雲	飲	始	石	転	衰	踏

	E群	F群	G群	H群
⑬				
⑭				
⑮				
⑯				
⑰				
⑱				

	E群	F群	G群	H群
⑲				
⑳				
㉑				
㉒				
㉓				
㉔				

解答 ⑬〜㉔ 前人未踏・二束三文・起承転結・牛飲馬食・終始一貫・千差万別・周章狼狽・雲散霧消・朝令暮改・電光石火・無味乾燥・栄枯盛衰

26日目 漢字熟語しりとり

実践日

月　日

難易度4★★★★☆

7つの漢字を使い、二字熟語をしりとりで作ります。できた二字熟語の右側の漢字が、次の二字熟語の左側の漢字になります。答えの最初と最後の漢字は1度しか使いません。うまくつながるように埋めてください。

1 備 均 積 公 蓄 平 整

公□ ▶ □□ ▶ □□ ▶
□□ ▶ □□ ▶ □□

5 白 度 潔 胸 状 簡 態

□□ ▶ □□ ▶ 白□ ▶
□□ ▶ □□ ▶ □□

2 上 筋 器 背 逆 楽 道

逆□ ▶ □□ ▶ □□ ▶
□□ ▶ □□ ▶ □□

6 選 知 悟 抜 衆 覚 群

□□ ▶ □□ ▶ 群□ ▶
□□ ▶ □□ ▶ □□

3 手 棄 力 廃 量 荒 権

手□ ▶ □□ ▶ □□ ▶
□□ ▶ □□ ▶ □□

7 報 交 寺 告 通 訴 社

□□ ▶ □□ ▶ 交□ ▶
□□ ▶ □□ ▶ □□

4 謀 用 呂 反 語 陰 応

陰□ ▶ □□ ▶ □□ ▶
□□ ▶ □□ ▶ □□

8 簿 弱 指 記 名 小 薄

□□ ▶ □□ ▶ 小□ ▶
□□ ▶ □□ ▶ □□

解答
1 公平→平均→均整→整備→備蓄→蓄積、2 逆上→上背→背筋→筋道→道楽→楽器、
3 手荒→荒廃→廃棄→棄権→権力→力量、4 陰謀→謀反→反応→応用→用語→語呂、
5 簡潔→潔白、白状→状態→態度→度胸、6 選抜→抜群→群衆→衆知→知覚→覚悟、
7 寺社→社交→交通→通報→報告→告訴、8 薄弱→弱小→小指→指名→名簿→簿記

脳活ポイント

言語中枢を一段と磨く!

熟語をしりとりのようにつなげて並べることで、言語中枢である側頭葉を活性化させる効果が期待できます。また、想起力と洞察力、情報処理力も大いに鍛えられます。

目標時間

50代まで	60代	70代以上
30分	45分	60分

正答数 ／16問　かかった時間 分

⑨ 高誘星勧惑座校

勧□ ▶ □□ ▶ □□ ▶
□□ ▶ □□ ▶ □□

⑩ 面早顔法倒朝立

早□ ▶ □□ ▶ □□ ▶
□□ ▶ □□ ▶ □□

⑪ 屋研上行品楽修

研□ ▶ □□ ▶ □□ ▶
□□ ▶ □□ ▶ □□

⑫ 銭船前肩出身湯

肩□ ▶ □□ ▶ □□ ▶
□□ ▶ □□ ▶ □□

⑬ 熟構睡結魔凍成

□□ ▶ □□ ▶ 構□ ▶
□□ ▶ □□ ▶ □□

⑭ 担持優負保続勝

□□ ▶ □□ ▶ 負□ ▶
□□ ▶ □□ ▶ □□

⑮ 宣科号伝目外記

□□ ▶ □□ ▶ 記□ ▶
□□ ▶ □□ ▶ □□

⑯ 索屈点引伸検退

□□ ▶ □□ ▶ 索□ ▶
□□ ▶ □□ ▶ □□

解答

⑨勧誘→誘惑→惑星→星座→座高→高校、⑩早朝→朝顔→顔面→面倒→倒立→立法、
⑪研修→修行→行楽→楽屋→屋上→上品、⑫肩身→身銭→銭湯→湯船→船出→出前、
⑬凍結→結構→構成→成熟→熟睡→睡魔、⑭優勝→勝負→負担→担保→保持→持続、
⑮宣伝→伝記→記号→号外→外科→科目、⑯点検→検索→索引→引退→退屈→屈伸

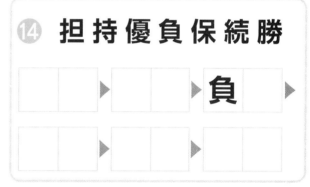

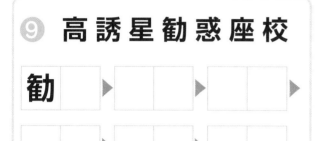

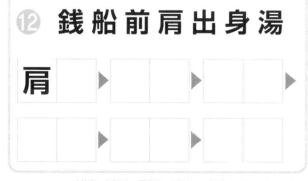

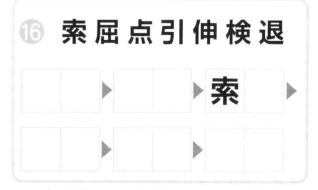

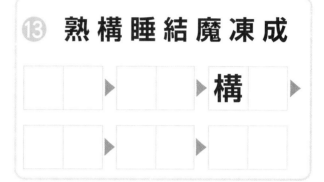

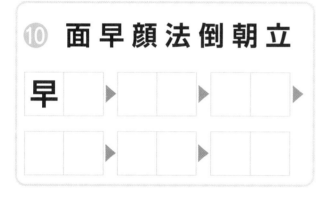

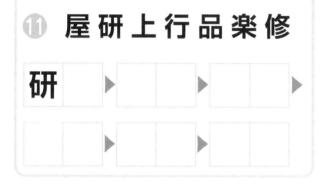

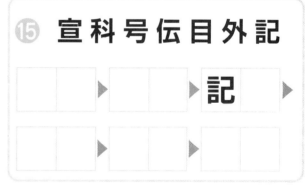

27 日目

数字つなぎ三字熟語

実践日

月　　日

難易度 3 ★★★☆☆

１の★印から２の●印、３の●印というように各数字の印を順序よく線でつなぐと現れる３文字の漢字を使ってできる熟語を答えてください。最後の数字の印は☆です。最後まで線を引かなくても答えは導けます。

1

答え

脳活ポイント

見る力を磨き脳が活性

浮かび上がった図形から漢字を読み取り、三字熟語が何かを答えることで、脳の「見る力」の訓練にもなります。また、点を１から順につなげるため、注意力や集中力も鍛えられます。

目標時間

50代まで	60代	70代以上
15分	30分	40分

正答数　／2問

かかった時間　分

❷

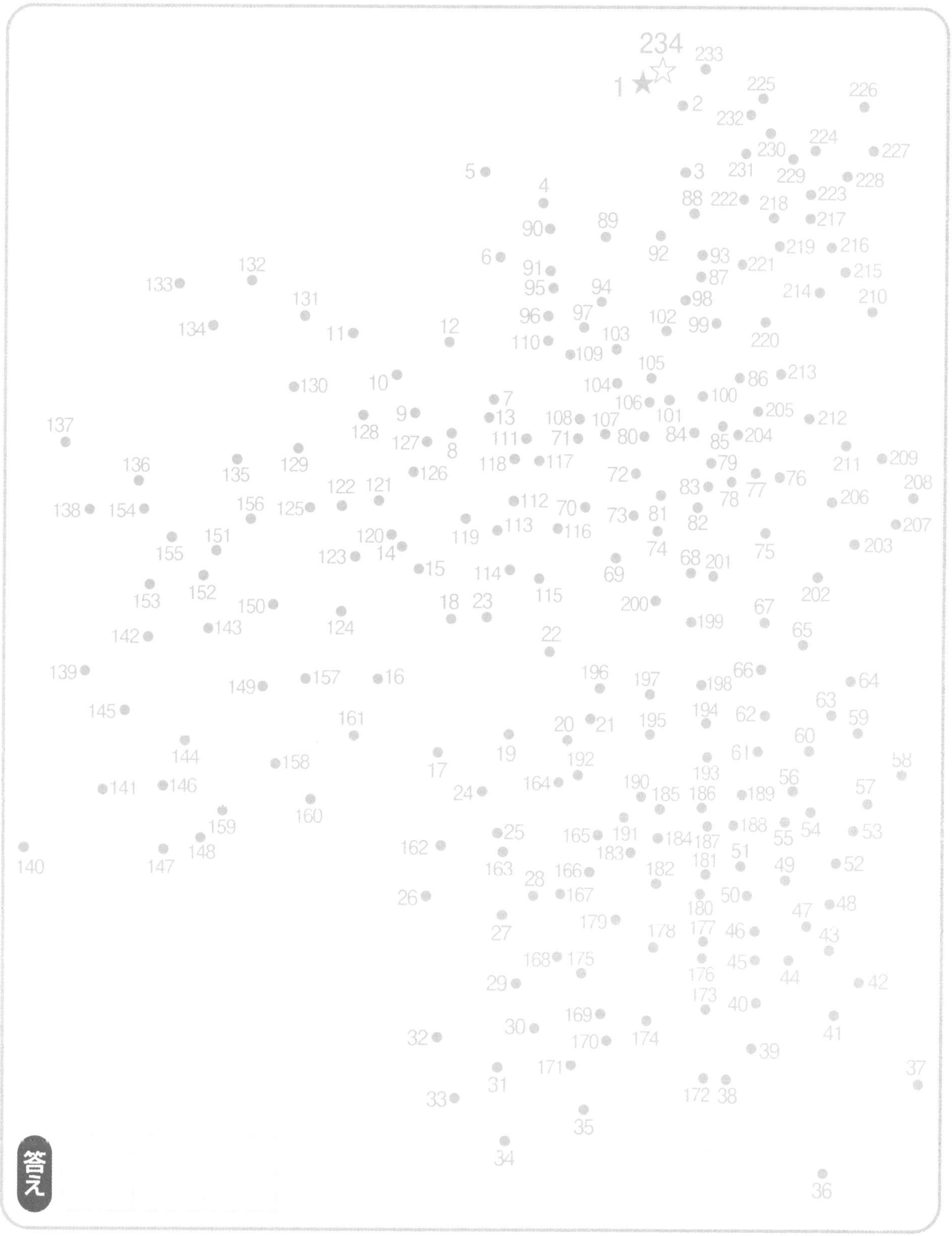

答え

※解答は86ページをご覧ください

28日目 言葉かくれんぼ

実践日

月　日

難易度 4 ★★★★☆

大きさや向きの異なる二字～四字の言葉がたくさん書かれた図を見て、各問に答えてください。答えは、図の熟語から探して、指定された個数分を解答欄に書きましょう。それぞれのページごとに答えてください。

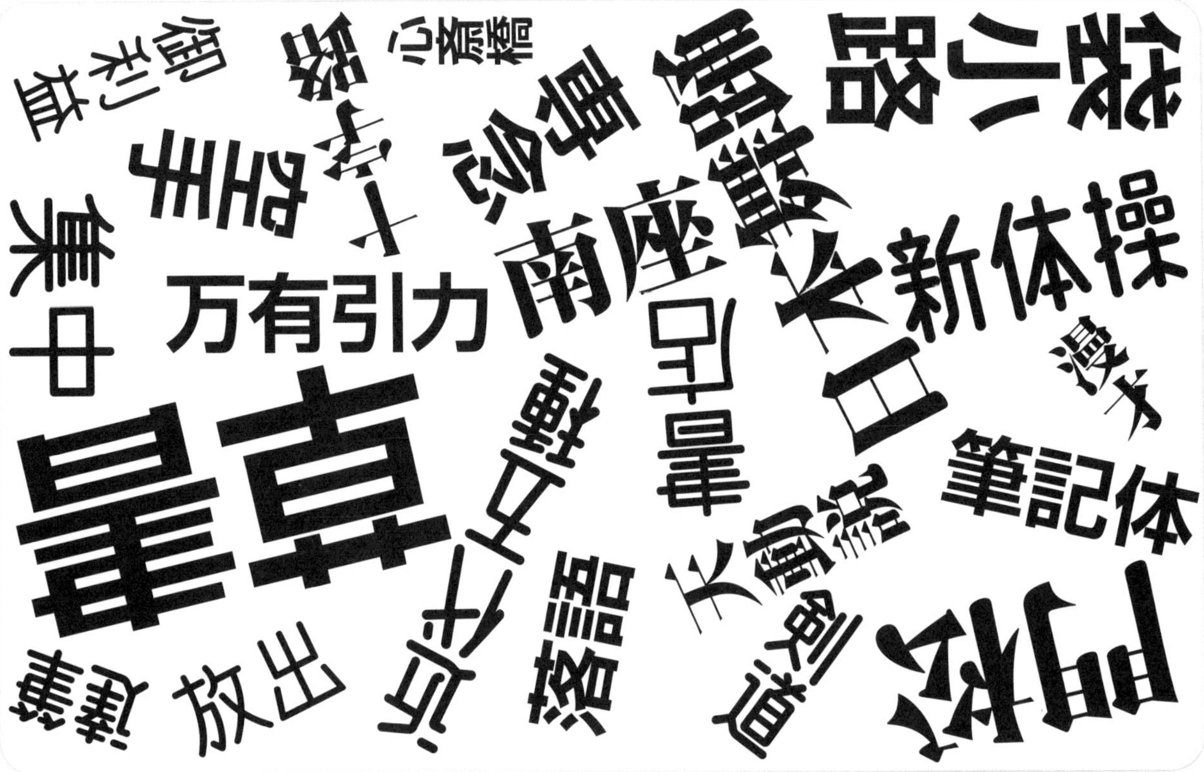

❶ 行き止まりを示す言葉１つは何？

答え

❷ 神様に関連する言葉１つは何？

答え

❸ ニュートンが見つけた法則を示す言葉１つは何？

答え

❹ 同じ意味を持つ言葉１組は何と何？

答え

❺ 大阪府に深くかかわる言葉１つは何？

答え

❻ 伝統芸能を示す言葉２つは何と何？

答え

❼ 文字に関する言葉３つは何と何と何？

答え

❽ 東京オリンピック2020で行われた競技は何と何と何？

答え

解答 ❶袋小路、❷御利益、❸万有引力、❹集中・専念、❺心斎橋、❻落語・日本舞踊、❼草書・速筆・筆記体、❽近代五種・新体操・空手

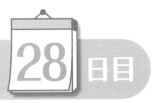

脳活ポイント

頭頂葉が鍛えられ認知力が向上！

図に書かれている熟語は大きさ・向き・書体がすべてバラバラなので、それぞれを識別するさいに、物の形を認識する頭頂葉が特に鍛えられます。認知力の向上に大いに役立ちます。

目標時間

50代まで	60代	70代以上
15分	20分	25分

正答数 ／16問　かかった時間 分

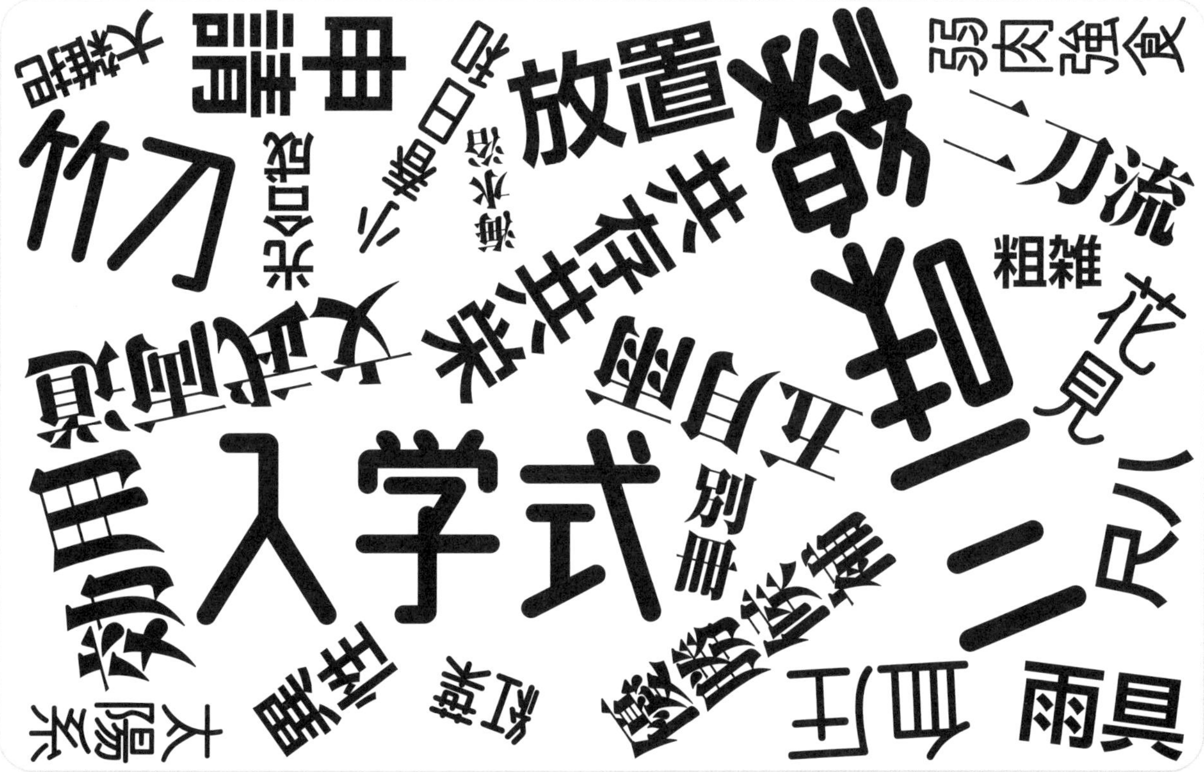

⑨ 同じ意味を持つ言葉１組は何と何？

答え

⑩ 楽器を示す言葉２つは何と何？

答え

⑪ 勉強も運動も優れた人を示す言葉１つは何？

答え

⑫ 読み方が同じ言葉１組は何と何？

答え

⑬ 反対の意味を持つ言葉１組は何と何？

答え

⑭ 春に関連する言葉２つは何と何？

答え

⑮ 天候を示す言葉２つは何と何？

答え

⑯ 読み方が「せい」で終わる言葉３つは何と何と何？

答え

解答 ⑨粗雑・大雑把、⑩三味線・尺八、⑪文武両道、⑫紅葉・効用、⑬弱肉強食・共存共栄、⑭花見・入学式、⑮五月雨・小春日和、⑯申請・異性・光合成

29日目 二字熟語クロス

実践日

月　日

難易度④★★★★☆

下のリストから、上下左右にある漢字と組み合わせて二字熟語を4つ作れる漢字を選び、中央のマスに記入します。ページごとに16問すべて解いたら、リストに残った4字の漢字から四字熟語を作ってください。

①

	却	
靴		山
	手	

②

	一	
椅		満
	熟	

③

	気	
薄		輩
	冠	

④

	郵	
放		別
	信	

⑤

	待	
勝		能
	密	

⑥

	寸	
憲		則
	度	

⑦

	情	
加		烈
	中	

⑧

	人	
出		紅
	座	

⑨

	犬	
虫		車
	科	

⑩

	包	
世		紐
	電	

⑪

	正	
立		操
	裁	

⑫

	退	
政		癒
	安	

⑬

	季	
調		目
	分	

⑭

	寄	
番		近
	属	

⑮

	交	
歴		謝
	表	

⑯

	楽	
質		根
	敷	

①～⑯のリスト

一	円	屋	下	機	口	歯
治	弱	秋	節	千	送	体
帯	代	日	熱	付	法	

⑰ 四字熟語の答え

答え

解答 ①下、②円、③弱、④送、⑤機、⑥法、⑦熱、⑧口、⑨歯、⑩帯、⑪体、⑫治、⑬節、⑭付、⑮代、⑯屋、⑰<四字熟語の答え>一日千秋

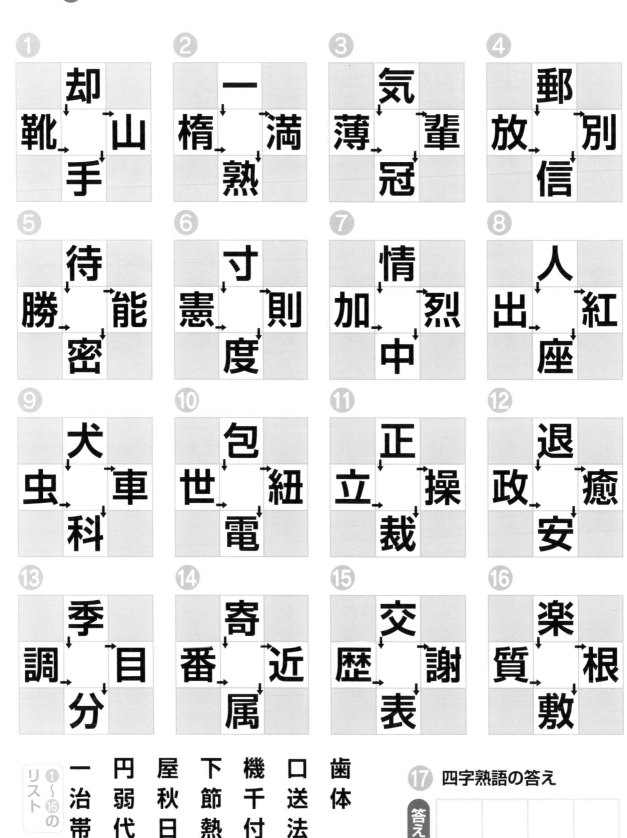

脳活ポイント

思考力と想起力を磨く！

４つの二字熟語に共通する漢字を探すのに必要な思考力や想像力・洞察力や、漢字を思い出す想起力が養われると考えられます。また、漢字力や語彙力を向上させる効果も期待できるでしょう。

目標時間

50代まで	60代	70代以上
25分	35分	45分

正答数 ／34問　かかった時間 分

⑱ 上：有　左：仮　右：案　下：前

⑲ 上：垣　左：球　右：性　下：菜

⑳ 上：細　左：大　右：夫　下：場

㉑ 上：交　左：誤　右：額　下：異

㉒ 上：革　左：救　右：令　下：中

㉓ 上：流　左：薄　右：柱　下：解

㉔ 上：年　左：集　右：膳　下：慮

㉕ 上：奔　左：解　右：言　下：牧

㉖ 上：自　左：黄　右：長　下：分

㉗ 上：絵　左：竹　右：車　下：力

㉘ 上：貴　左：奉　右：認　下：立

㉙ 上：煙　左：黒　右：府　下：内

㉚ 上：葉　左：圧　右：物　下：頭

㉛ 上：可　左：反　右：光　下：鱗

㉜ 上：団　左：完　右：婚　下：納

㉝ 上：数　左：形　右：典　下：場

⑱～㉝のリスト

巻　逆　結　公　工　根　剣
勝　式　差　真　身　命　馬
配　氷　放　幕　名　負

㉞ 四字熟語の答え

答え

解答
⑱名、⑲根、⑳工、㉑差、㉒命、㉓氷、㉔配、㉕放、㉖身、㉗馬、㉘公、㉙巻、㉚幕、㉛逆、㉜結、㉝式、㉞<四字熟語の答え>真剣勝負

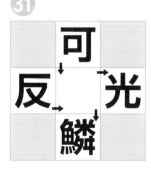

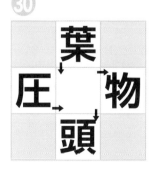

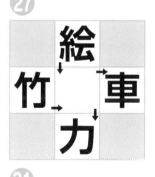

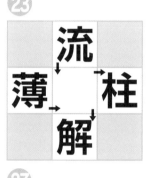

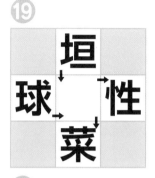

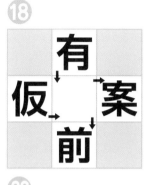

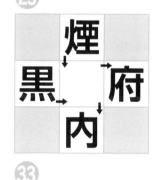

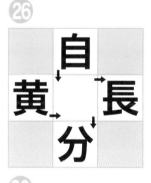

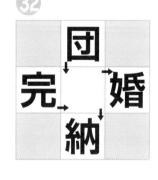

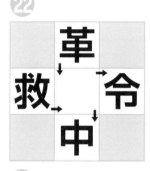

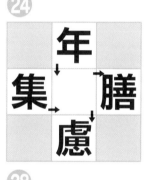

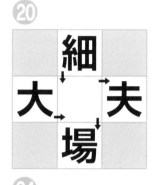

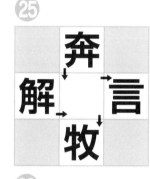

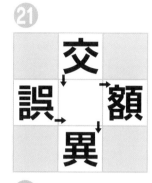

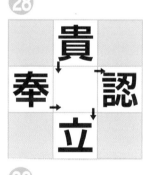

30日目 漢字ジグザグクロス

実践日

月　日

難易度5★★★★★

リストの熟語を使って空白のマスを埋め、A～Hのマスの漢字で三字熟語、四字熟語を作ってください。各熟語の1文字めは数字のマスに、2文字め以降は1つ前の文字と上下左右に隣接するマスに入ります。

1

1 開	A	2 予		3 高		
4 再		5 想		6 滑		
7 上				8 白		B
9 市				10 四	11 方	
	12 議		13 万		C	
	14 審	15 判	16 射			
17 鎖			18 注			

答え

A	B	C

リスト

1 開花予想
2 予知能力
3 高速道路
4 再現映像
5 想像妊娠
6 滑走路
7 上映会
8 白山吹
9 市会議員
10 四方山
11 方向転換
12 議場閉鎖
13 万年雪
14 審判員
15 判子注射
16 射幸心
17 鎖帷子
18 注文生産

2

答え

A	B	C	D

1 天	2 下	C	3 批			4 神		
			5 人			6 努		
7 正		8 硝		9 細				
10 国			11 四				12 規	
A		13 復		14 完	D	15 試		
16 電		17 参		18 毛			19 管	
20 普				21 代		22 委		
23 便		24 衛		B	25 番		26 和	
		27 危						

リスト

1 天下安寧
2 下方修正
3 批判精神
4 神通力
5 人工授精
6 努力目標
7 正確無比
8 硝子細工
9 細胞分裂
10 国交回復
11 四海同胞
12 規定種目
13 復活祭
14 完全試合
15 試験管
16 電車通勤
17 参勤交代
18 毛細血管
19 管財人
20 普通郵便
21 代表委員
22 委託耕作
23 便利屋
24 衛星通信
25 番号札
26 和平工作
27 危険信号

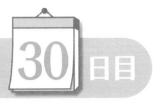

脳活ポイント

語彙力と直感力を圧倒的に強化!

数十個の三字熟語·四字熟語が用いられているので、語彙力の鍛錬に役立つとともに、直感力・判断力・思考力が圧倒的に強化されます。初めてだと難しく感じますが、解き方がわかるととても面白いパズルです。

目標時間

50代まで	60代	70代以上
40分	50分	60分

正答数	かかった時間
/3問	分

3

答え

A	B	C	D	E	F	G	H

1 青		D	2 歴			3 説			4 下		5 格			6 正	7 半
8 平			9 屋	10 耐	11 形				12 陸			13 気		E	
14 炭					15 色	G	16 表		17 関		18 技			19 防	
20 上	F		21 十	22 人			23 空		24 宅		25 資			26 災	
27 天			28 用		C	29 抱				30 造	31 影		32 助		33 点
34 配		35 一			36 奇	H		37 有			38 法				
39 頭			40 集		41 生		42 倒				43 治			44 服	
	45 明		46 中		47 活			48 羅	A			49 鉱		50 導	
		51 消	B			52 酸				53 英		54 教		55 入	
56 活				57 業	58 質			59 将		60 青				61 療	
					62 仮		63 約			64 創					

リスト

1 青首大根
2 歴史小説
3 説話文学
4 下剋上
5 格差是正
6 正当防衛
7 半兵衛
8 平方根
9 屋根瓦
10 耐火煉瓦
11 形而上学
12 陸上競技
13 気管支
14 炭酸瓦斯
15 色即是空
16 表玄関
17 関節技
18 技術支援
19 防災拠点
20 上意下達
21 十人十色
22 人心掌握
23 空理空論
24 宅地造成
25 資金援助
26 災害遺産
27 天下統一
28 用心棒
29 抱腹絶倒
30 造影剤
31 影法師
32 助産師
33 点鼻薬
34 配達証明
35 一極集中
36 奇妙奇態
37 有効成分
38 法治国家
39 頭脳明晰
40 集合時刻
41 生活態度
42 倒置法
43 治山治水
44 服薬指導
45 明朗快活
46 中小企業
47 活性酸素
48 羅針盤
49 鉱山師
50 導入育種
51 消費生活
52 酸化物
53 英才教育
54 教条主義
55 入院治療
56 活版印刷
57 業界紙
58 質素倹約
59 将棋盤
60 青二才
61 療養所
62 仮契約
63 約定書
64 創造主

※解答は87ページをご覧ください

漢字脳活ひらめきパズル⑥ 解答

1日目 四字熟語ブロック

解答欄の四字熟語の順番は
バラバラでかまいません。

❶

三	人	二	一	機	心
得	脚	百	転	髪	危
満	中	百	一	機	春
面	意	発	日	和	小

得意満面
二人三脚
百発百中
心機一転
小春日和
危機一髪

❷

燥	無	即	代	金	黄
自	味	発	一	再	時
自	乾	触	一	三	四
在	由	両	挙	得	再

再三再四
一挙両得
無味乾燥
一触即発
自由自在
黄金時代

❸

貫	尾	能	知	全	全
差	一	首	空	理	空
別	万	一	心	馬	論
千	体	同	食	牛	飲

牛飲馬食
空理空論
首尾一貫
一心同体
千差万別
全知全能

❹

快	大	棒	小	針	以
純	単	明	足	心	伝
吉	日	自	自	給	心
大	安	一	断	刀	両

大安吉日
単純明快
自給自足
一刀両断
以心伝心
針小棒大

12日目 数字つなぎ三字熟語

❶

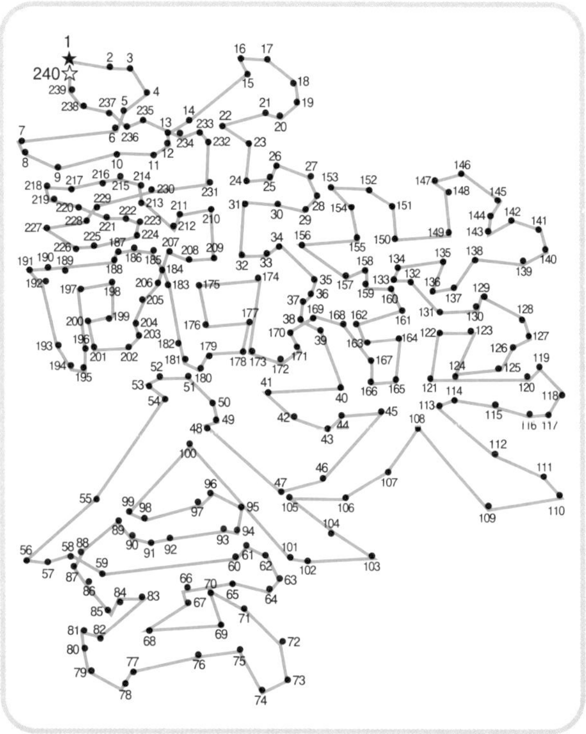

答え 英会話

❷

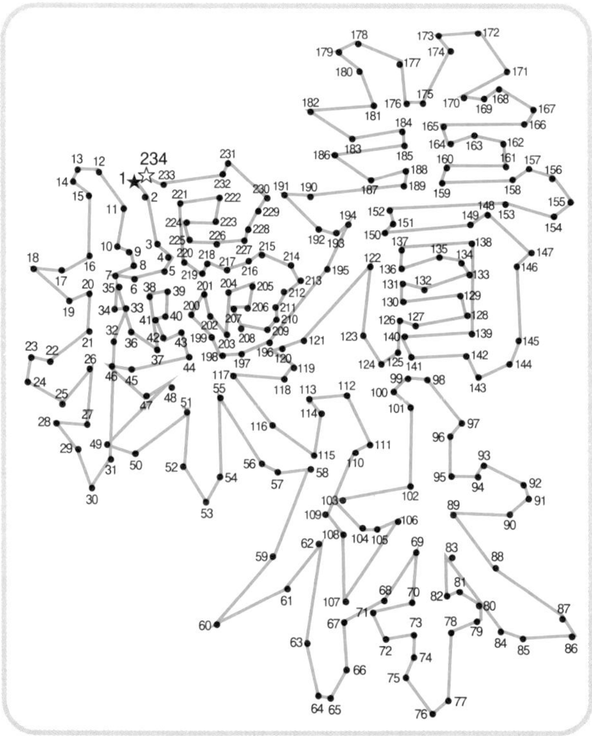

答え 体操着

その他のドリルの解答は各ページの下欄に記載しています。

15日目 漢字ジグザグクロス

●例題

1 国	立	2 荘	義
4 滅	公	園	主
私	奉	領	主
5 日	本	国	3 民

答え A 気　B 宇　C 壮　D 大

❶

1 天	A 気	2 予	防	線	3 大	言	4 外	柔
5 決	算	報	6 被	害	甚	C 壮	7 丁	内
8 受	胎	告	9 誇	10 活	用	語	寧	剛
11 透	明	知	大	妄	12 徹	尾	13 観	測
14 小	人	15 間	奏	16 想	底	抗	戦	気
B 宇	宙	17 名	曲	定	18 問	題	意	19 球
20 万	葉	仮	21 喫	煙	答	22 解	識	技
23 四	角	四	24 茶	所	用	25 機	会	D 大
26 真	正	面	褐	27 色	紙	餅	均	等

答え A 無　B 理　C 難　D 題　E 実　F 用　G 新　H 案

❷

1 真	実	2 天	上	A 無	3 上	4 前	代	未	聞	5 標	D 題	6 音	信	不	通
7 間	一	8 路	道	水	下	9 室	内	10 壁	G 新	11 管	弦	楽	12 唐	変	13 木
14 整	髪	上	15 駐	屯	16 地	17 断	崖	絶	18 頭	脳	集	団	19 屋	家	造
理	整	20 乗	車	拒	21 道	H 案	22 一	兵	23 卒	業	文	骨	24 台	風	一
25 一	頓	26 正	三	否	27 家	内	安	28 全	身	29 常	F 用	30 漢	文	訓	31 過
世	32 円	形	33 角	砂	糖	34 品	質	保	全	35 十	文	36 字	幕	読	半
37 一	E 実	38 劇	場	39 大	豆	製	40 苦	心	41 霊	峰	富	42 国	放	送	43 数
44 代	45 家	作	46 青	47 柳	葉	細	辛	惨	憺	48 武	士	49 土	計	統	B 理
理	出	50 産	業	51 腰	巾	52 着	難	53 艱	54 円	軌	道	木	55 画	像	56 処
57 不	娘	58 電	革	命	会	陸	59 地	点	60 避	61 絶	学	工	62 洪	積	世
満	分	子	部	63 品	評	線	平	所	C 難	滅	寸	64 前	衛	芸	術

漢字脳活ひらめきパズル⑥ 解答

16日目 四字熟語ブロック

解答欄の四字熟語の順番はバラバラでかまいません。

❶

死	告	自	業	得	出
老	布	戦	自	満	変
不	不	宣	順	風	態
客	来	千	万	帆	百

千客万来
変態百出
順風満帆
不老不死
宣戦布告
自業自得

❷

奮	闘	戦	国	無	双
労	疲	力	大	士	裂
憊	試	撫	和	子	滅
困	錯	行	誤	支	離

試行錯誤
力戦奮闘
国士無双
大和撫子
疲労困憊
支離滅裂

❸

々	敵	逃	前	亡	落
意	気	衣	天	無	着
揚	愛	相	縫	一	件
思	相	秘	基	密	地

天衣無縫
一件落着
敵前逃亡
意気揚々
秘密基地
相思相愛

❹

無	一	舌	先	寸	腑
唯	二	三	四	五	臓
八	九	字	語	六	星
中	十	熟	北	七	斗

唯一無二
舌先三寸
四字熟語
五臓六腑
北斗七星
十中八九

27日目 数字つなぎ三字熟語

❶

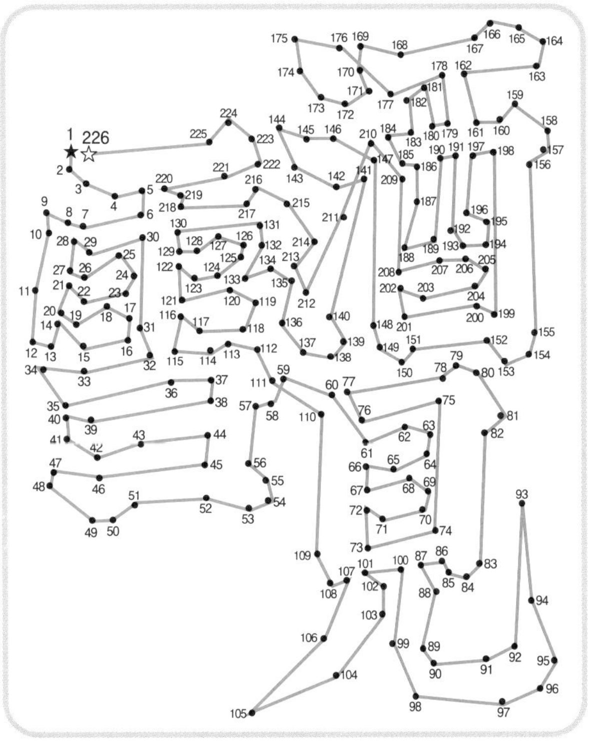

答え 雪見酒

❷

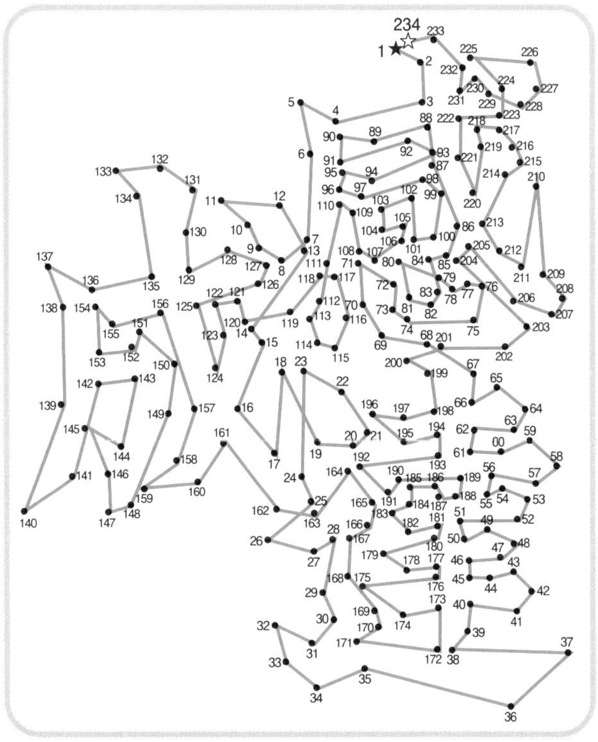

答え 達成感

その他のドリルの解答は各ページの下欄に記載しています。

30日目 漢字ジグザグクロス

❶

1 開	A 花	2 予	知	3 高	速	道
4 再	現	5 想	能	6 滑	走	路
7 上	映	像	力	8 白	山	B 吹
9 市	会	妊	娠	10 四	11 方	向
場	12 議	員	13 万	年	C 雪	転
閉	14 審	15 判	16 射	幸	心	換
17 鎖	帷	子	18 注	文	生	産

答え A 花 B 吹 C 雪

❷

答え A 交 B 通 C 安 D 全

1 天	2 下	C 安	3 批	判	精	4 神	通	標
修	方	寧	5 人	工	授	6 努	力	目
7 正	確	8 硝	子	9 細	胞	分	裂	種
10 国	無	比	11 四	海	同	合	12 規	定
A 交	回	13 復	活	14 完	D 全	15 試	験	人
16 電	車	17 参	祭	18 毛	細	血	19 管	財
20 普	通	勤	交	21 代	表	22 委	託	耕
23 便	郵	24 衛	星	B 通	25 番	員	26 和	作
利	屋	27 危	険	信	号	札	平	工

❸

答え A 針 B 小 C 棒 D 大 E 当 F 意 G 即 H 妙

1 青	首	D 大	2 歴	史	小	3 説	話	文	4 下	剋	5 格	差	是	6 正	7 半
8 平	方	根	9 屋	10 耐	11 形	而	上	学	12 陸	上	競	13 気	管	E 当	兵
14 炭	酸	瓦	煉	火	15 色	G 即	16 表	玄	17 関	節	18 技	術	支	19 防	衛
20 上	F 意	斯	21 十	22 人	十	是	23 空	理	24 宅	地	25 資	金	援	26 災	拠
27 天	下	統	28 用	心	C 棒	29 抱	腹	空	論	30 造	31 影	剤	32 助	害	33 点
34 配	達	35 一	握	掌	36 奇	H 妙	絶	37 有	効	成	38 法	師	産	遺	鼻
39 頭	証	極	40 集	合	41 生	奇	42 倒	置	法	分	43 治	山	治	44 服	薬
脳	45 明	晰	46 中	時	47 活	態	度	48 羅	A 針	家	国	49 鉱	水	50 導	指
快	朗	51 消	B 小	刻	性	52 酸	化	物	盤	53 英	才	54 教	育	55 入	院
56 活	生	費	企	57 業	58 質	素	倹	59 将	棋	60 青	二	条	種	61 療	治
版	印	刷	紙	界	62 仮	契	63 約	定	書	64 創	造	主	義	養	所

毎日脳活スペシャル
漢字脳活 ひらめきパズル❻

2023年３月14日　第１刷発行

編集人	小西伸幸
企画統括	石井弘行　飯塚晃敏
編　集	株式会社わかさ出版／谷村明彦
装　丁	カラーズ
本文デザイン	石田昌子
パズル作成	瓜谷眞理
写　真	石原麻里絵（fort）
イラスト	前田達彦　Adobe Stock
発行人	山本周嗣
発行所	株式会社　文響社
	〒105-0001
	東京都港区虎ノ門２丁目２－５　共同通信会館９階
	ホームページ　https://bunkyosha.com
	お問い合わせ　info@bunkyosha.com
印　刷	株式会社　光邦
製　本	古宮製本株式会社

ISBN 978-4-86651-614-1

本書のドリル問題は、一部を除き『脳活道場』（わかさ出版刊）に掲載されたものを一部改変の上、収録しています。

この本に関するご意見・ご感想をお寄せいただく場合は、
郵送またはメール（info@bunkyosha.com）にてお送りください。